HERMIPPUS

REDIVIVUS,

OU LE TRIOMPHE DU SAGE.

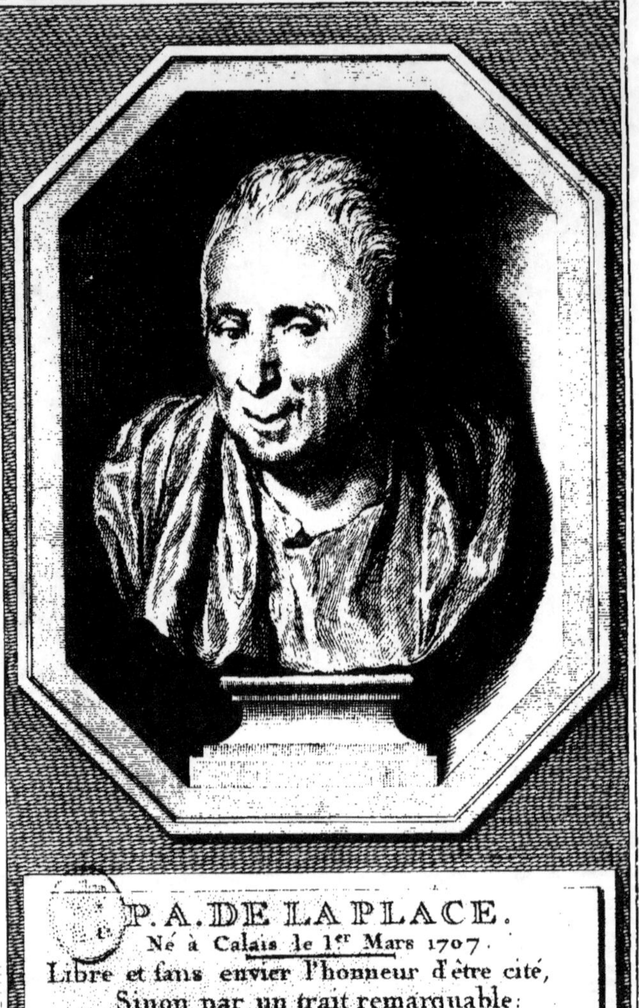

C. N. Cochin del. 1788.   B. A. Nicollet Sculp.

HERMIPPUS

REDIVIVUS,

OU LE TRIOMPHE DU SAGE,

SUR

LA VIEILLESSE ET LE TOMBEAU;

CONTENANT une méthode pour prolonger la vie & la vigueur de l'homme;

TRADUCTION de l'Anglois, d'après le Docteur Cohausen, & la seconde Édition de Londres.

Par M. DE LA PLACÉ.

Vieillards, apprenez à jouir ;
Jeunes, apprenez à vieillir.

TOME PREMIER.

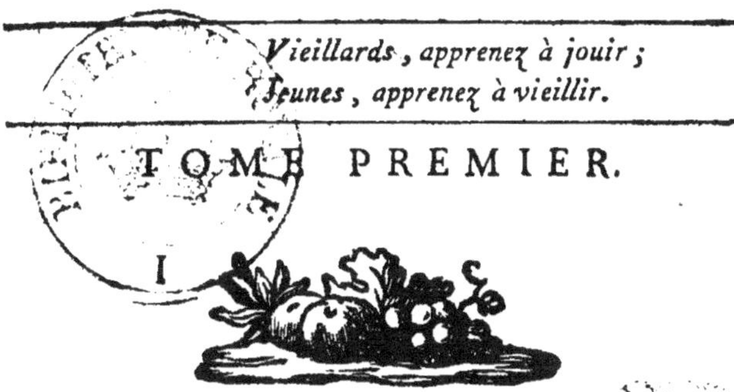

A BRUXELLES,

Et se trouve à PARIS,

Chez MARADAN, Libraire, rue Saint-André-des-Arcs, à l'Hôtel de Château-Vieux.

1789.

A MONSIEUR
LE DOCTEUR SAYFFERT,
Premier Médecin de Monseigneur le Duc
& de Madame la Duchesse d'ORLÉANS,
&c.

JE vous ai dû trois fois la vie, mon cher
DOCTEUR! j'ose même y ajouter une espèce
de renaissance, tant de corps que d'esprit ;
& d'autant moins douteuse, que nul de tous
ceux dont je suis encore connu, ne refu-
seroit d'attester la grande & pure vérité que
vous doit ma reconnoissance. Elle est même
d'autant plus légitime, que dix ou douze
autres infortunés malades, dont la situation
étoit aussi désespérée que l'avoit été la
mienne, ont éprouvés de votre part les
mêmes secours, qui ont été suivis du même
succès.

Je sens pourtant, mon cher & digne
DOCTEUR, combien je risque de blesser la
modestie, que vos rivaux même connois-
sent!.... Mais le sentiment, chez moi

BIBLIOTHÈQUE NATIONALE

*l'emporta toujours sur des craintes de cette
espèce.*

*Pardonnez donc à un vieux & franc
Picard, si en vous adressant le singulier
ouvrage d'un autre ami de l'humanité,
dont les vues sont du moins louables, d'a-
voir saisi cette occasion de vous rendre
publiquement l'hommage, aussi sincère que
justement mérité, qu'aime & aimera toujours à vous devoir, votre plus inviolable
ami & serviteur,*

DE LA PLACE,

Et dont le bon *Sayffert*, aîdant la destinée,
A ses quatre-vingt-deux, joint encore une année!

A Paris, le 20 Juillet 1789.

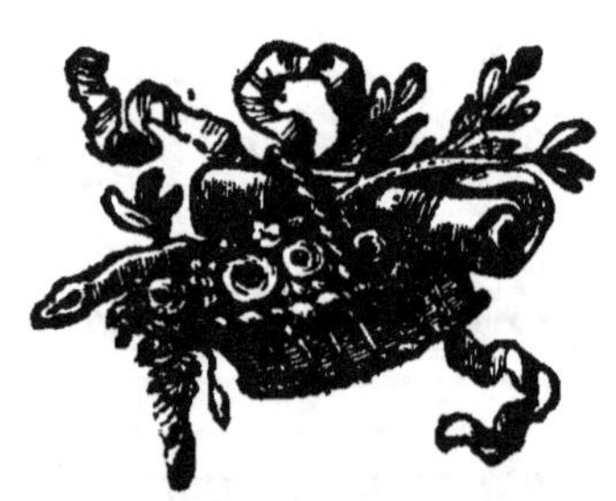

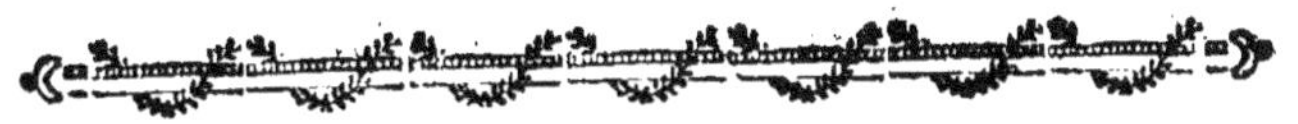

PRÉFACE

DE L'ÉDITEUR ANGLOIS.

SI l'ufage n'avoit pas établi une efpèce de néceffité de mettre une Préface à la tête d'un ouvrage fait pour être rendu public, celui-ci fans doute auroit pû s'en paffer. Car, d'une part, il n'eft pas livré à l'impreffion dans la vue d'exciter, mais de fatisfaire la curiofité des vrais amateurs de la fcience, qui défiroient fort de favoir au moyen de quels argumens le Docteur *Cohaufen* (*), très-avantageufement connu, avoit tâché de juftifier un fyftême auffi extraordinaire que d'abord femble l'être en effet celui qu'il paroît avoir férieufement adopté.

En fecond lieu, parce que l'ouvrage a paffé pour fi méthodique, & que tous

____

(*) L'un (dit-on) des plus anciens & plus favans difciples du célèbre *Boheraave.*

les raisonnemens qu'il renferme naissent si naturellement les uns des autres, que le Lecteur est conduit, pour-ainsi-dire, par la main, depuis le premier jusqu'au dernier feuillet, de façon à ne pouvoir s'égarer un instant dans la carrière qu'il aura pû se proposer de parcourir.

Mais puisque nous n'avons pû nous dispenser d'entreprendre une Préface, nous croyons devoir observer qu'on rencontre en très-peu de livres une si grande variété de choses renfermées dans un cadre d'aussi peu d'étendue que celui-ci. Qu'on apperçoit dans son Auteur un homme d'un grand savoir, d'une littérature peu commune, & un Penseur aussi réfléchi qu'ami du genre humain. Que non-seulement tous les livres qu'il cite, sont aussi rares que curieux ; mais encore que sans suivre l'usag. de la plupart des Auteurs allemands, c'est à-dire celui de surcharger les marges de leurs livres de citations scrupuleusement traduites des différens écrivains, celui-ci nous peint fouvent leur caractère même : ce qui feul rend fon ouvrage de la plus grande utilité pour ceux qui défirent connoître le degré d'eftime qui peut être dû à ces fortes de livres, devenus fi rares, qu'on ne peut guère fe les procurer qu'à très - haut prix.

Une autre remarque non moins importante à faire, relativement à ce fingulier Traité, confifte dans le choix des Auteurs cités, tous auffi amufans & auffi intéreffans qu'inftructifs : de façon qu'on a peine à concevoir, à moins que d'avoir lu cet ouvrage, comment il fut poffible à fon Auteur de tirer d'une matière auffi féche que morne, un auffi brillant parti que celui qu'il a eu le talent d'en tirer, en le vivifiant au point de le rendre agréable aux yeux des Lecteurs les moins indulgens.

Les extraits qu'il nous donne des ou-

vrages du Moine *Bacon*, offrent à l'efprit l'évidence du prodigieux favoir de
cet homme vraîment extraordinaire, qui,
dans un tems où l'Europe étoit encore
enveloppée dans les ombres de la plus
épaiffe ignorance, femble avoir feul pof-
fédé le tréfor d'un favoir affez étendu
pour être regardé comme un grand &
vrai génie, dans les âges les plus éclairés ; & même au point qu'il ne feroit
pas étonnant que quelque plume exercée
& convaincue de fon mérite, ne foit
bientôt tentée de nous donner, ne fût-ce
qu'un abrégé de fes ouvrages, ainfi que
le favant Docteur *Shaw* a fait de ceux
du Chancelier *Bacon*, & du fameux
Boyle : ce qui feroit un grand fervice
à rendre à la république des lettres, &
ne pourroit que faire beaucoup d'honneur
à notre patrie.

Les hiftoires que le Docteur *Cohaufen*
nous rapporte d'*Eugenius Philaletès*,

du *Signor Gualdi* & du célèbre *Fla-
mel*, font non-feulement très-amufantes,
mais contribueront peut - être à nous
procurer de la part de quelque bon Auteur , une hiftoire bien faite des plus
célèbres prétendus poffeffeurs de la *Pierre
philofophale* , laquelle fe trouvant fondée
fur de bonnes autorités , pourroit être
auffi utile qu'intéreffante (1) ; & avec
d'autant plus de raifon, que le nombre
des amateurs & des opérateurs en ce genre
s'eft fort accru depuis quelques années ,
fpécialement en Angleterre , quoique,
dans la crainte du ridicule , la plupart
d'entr'eux ne fe livrent à cette recherche
que dans le plus grand fecret. Exceptons-
en pourtant l'*Allemagne*, où cette fcience
eft toujours dans un fi grand crédit, que
la qualité d'homme inftruit ne s'y peut

______

(1) *Depuis la première édition de cet ouvrage , nous
fommes informés que ce projet eft mis à exécution par
un Adépte Allemand; & c'eft un avis que nous croyons
devoir ici donner aux curieux des fciences occultes.*

presque plus acquérir, si l'on n'a du moins quelque teinture de la chymie.

Quand au but principal auquel notre Auteur s'est proposé d'atteindre en fondant son systême sur l'ancienne inscription citée au commencement de son ouvrage; on ne pourra probablement disconvenir qu'il n'ait traité cette matière avec tant de ménagemens, d'érudition & d'ingénuité, que, dût le lecteur rejetter ses conjectures comme très-peu probables, il ne pourra du moins se dispenser d'avouer que l'Auteur n'a pas absolument perdu sa peine, puisqu'en partant des recherches aussi curieuses que singulières qu'il a faites, que des vues aussi savantes qu'utiles qui s'y trouvent si abondamment répandues, de quelque œil qu'on puisse regarder *Hermippus* & son secret, on avouera du moins que ce Traité ne peut être l'ouvrage que d'un savant du premier mérite. Car on s'appercevra sans

doute que , tout pénétré qu'il femble être
de la vérité de fon fyftême , il ne néglige
aucune des précautions néceffaires pour
prévenir les rifques d'être foupçonné d'en-
thoufiafme , de pédanterie , ou de mau-
vaife foi, ainfi que l'ont été nombre d'é-
crivains très - connus.

Finalement on trouve dans cette fingulière differtation , un mélange de fé-
rieux & d'ironique, vraîment fait pour
plaire, fur-tout aux perfonnes faites pour
porter un jugement fondé fur les matières de ce genre , & curieufes de voir
jufqu'où la force de l'entendement humain peut s'étendre , lorfqu'il s'agit de
traiter philofophiquement des vérités contraires aux opinions reçues, fans choquer
même le vulgaire.

D'où nous ofons nous flater que le
public, défintéreffé, ne pourra que lui favoir quelque gré des peines qu'il a pri-

fes , ne fût-ce que pour l'amufer agréablement , & ne pas fe montrer trop févère envers un ouvrage qui , au fond, n'a rien de dogmatique , d'ennuyeux, ni même d'offenfant pour les imaginations les plus délicates.

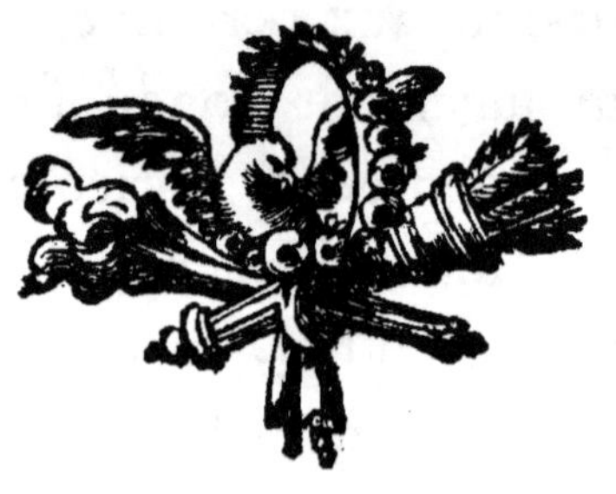

AVERTISSEMENT

ET

PRÉDICTION DU TRADUCTEUR.

QUAND ce livre paroîtra,
Dont le titre surprendra,
Le pédant le sifflera,
L'ignorant le frondera,
Le bigot le damnera,
Peut-être on le défendra.
Mais le savant le lira,
D'autant qu'il l'amusera,
Et peut-être l'instruira.

Alors on réfléchira,
Par degrés on sentira
Le bien qui résultera
Des essais que l'on fera
Sur l'homme qui vieillira,
Et qui, de ce qu'il aura,
Du moins en paix jouira.

Ajoutons qu'il se pourra,
Dès que le sexe apprendra,
Que c'est de lui que naîtra
Ce qui nous rajeunira,
Et dont il s'applaudira ;

Qu'*Hermippus* réussira,
Que le Frondeur se taira ;
Qu'alors on le prônera,
Qu'il se réimprimera ,
Que le Libraire en rira,
D'autant qu'il y gagnera
Beaucoup plus qu'il n'espéra ,
Et que le jeu lui plaira.

D. L. P.

HERMIPPUS

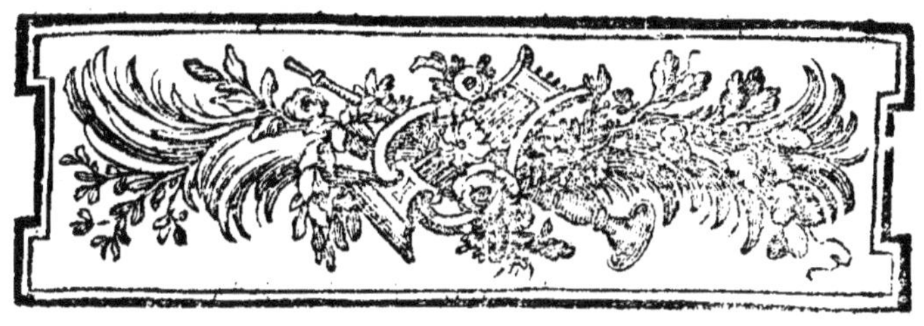

HERMIPPUS REDIVIVUS,

OU

LE TRIOMPHE DU SAGE.

L'Une des plus louables coutumes des Anciens, étoit celle de perpétuer la mémoire de tous les grands évènemens, & fpécialement de ceux qui pouvoient être de quelque utilité aux générations futures par des infcriptions.

Elles avoient un ftyle particulier, dans lequel trois chofes étoient principalement obfervées : la briéveté, l'élégance & la clarté. Trop d'étendue leur convenoit d'autant moins, qu'elle eût paru ridicule eu égard aux endroits où elles étoient placées ordinairement : c'eft-à-dire dans les marchés, les temples ou les chemins publics,

Tome I.   A

ou relativement à la matière sur lesquelles elles étoient inscrites, qui étoient ou
le marbre, ou quelqu'autre pierre dure
& de plus grand prix. Mais si la briéveté
étoit nécessaire, la beauté ne l'étoit pas
moins : où rien n'est frappant pour les
yeux, la mémoire est bientôt en défaut.
Pour retenir ce qu'on nous dit, il faut
y trouver à la fois, le plaisir & l'instruction ; & cette élégante clarté du style
étoit particulièrement cultivée par les Anciens. Elle leur étoit originairement venue
de l'Orient, où toutes les sciences étoient
enseignées par proverbes ou par paraboles.
La Grece avoit encore raffiné sur ces objets, par ses rudimens de connoissances
utiles & d'aphorismes. Chez les Romains
rien n'étoit plus admiré, même dans les
plus beaux siécles de la république, que
les adages & les sentences. Et si dans la
suite on a abusé de ces mêmes inscrip-
tions, en les appliquant à des objets ou
impropres ou de moindre importance, le
genre en soi, n'en est pas resté moins esti-

mable ; car les difficultés que préfentent aujourd'hui plufieurs de ces monumens, eu égard à leur interprétation, ne naiffent affez communément que de l'ignorance de plufieurs des ufages ou des évène-mens peu connus, foit relativement aux mœurs ou aux modes éphémères de l'an-tiquité.

Nombre de perfonnes de profeffions différentes, & par différentes vues, fe font occupées de l'étude de ces amples & curieufes collections que plufieurs fa-vans & amateurs ont faites de ces pré-cieux reftes de la fageffe des Anciens, qui ont eu le bonheur d'échapper à l'ou-bli, & qui font aujourd'hui dépofés dans les cabinets des curieux.

Mais nul d'entre eux n'a mieux mé-rité d'être diftingué des autres, que le célèbre *Thomas Reinefius*, qui en en-treprenant un fupplément au très-labo-rieux ouvrage de *Grutrr*, a prévenu la perte d'un grand nombre de ces infcrip-tions, plus ou moins précieufes ; entre autres celle qui a donné occafion à ce traité :

> *Æfculapio & fanitati,*
> *L. Clodius Hermippus,*
> *qui vixit annos CXV. Dies V.*
> *Puellarum anhelitu*
> *quod etiam poft mortem*
> *ejus*
> *non parum mirantur Phifici.*
> *Jam poteri fic vitam ducito.*

Le favant *Delechamp* nous a rendu différemment cette fingulière infcription. Voici, felon lui, comment elle doit être lue :

> *L. Clodius Hirpanus*
> *vixit annos CLV. Dies V.*
> *Puerorum halitu refocillatus*
> *& educatus.* (1).

Le fameux *Cujas* nous la donne d'une autre manière :

> *L. Clodius Hirpanus*

____

(1) In notis ad l. VII. c. 48. *Plinii* natural. hil.

vixis annos CXV. Dies V.
Alitus puerorum anhelitu. (1).

Voici donc trois leçons différentes. La première nous dit que *L. Clodius Hermippus* vécut cent quinze ans & cinq jours par l'haleine de jeunes filles, ce qui a bien droit à l'attention des Physiciens, ainsi que de la postérité. Suivant le commentateur de *Pline*, le nom du vieillard n'étoit pas *Hermippus*, mais *Hirpanus*, & la durée de sa vie de cent cinquante cinq ans & cinq jours, avec cette autre circonstance qu'il n'avoit pas vécu de l'haleine de jeunes filles, mais de celle de jeunes garçons. Le jurisconsulte rétablit la première durée de la vie, conformément à la première inscription, en prétendant que le nom du vieillard étoit *Hirpanus*, & que c'est de jeunes garçons qu'il reçut cette nourriture extraordinaire.

Donc en prenant cette inscription telle

----

(1) Ad Justiniani novel. 5.

qu'elle eft de l'aveu de ces trois Auteurs, il en réfulte un fait, non moins curieux qu'important : c'eft à-dire qu'un homme, dont peu importe que le nom fût *Hermippus* ou *Hirpanus*, eft parvenu jufqu'à un grand âge, à l'aide de l'haleine de jeunes filles ou de jeunes garçons.

En conféquence, foit que le fait foit réellement arrivé, foit qu'il ne s'agiffe ici que d'une fiction de quelque efprit jaloux des Anciens, dans la vue d'exercer les talens *interprétatoires* des favans de la poftérité, c'eft ce qui ne me paroît pas valoir la peine de difcuter. Je n'y vois plus qu'un problême phyfique, qui peut être réduit à ce peu de mots : » Savoir fi l'ha- » leine des jeunes filles peut contribuer à » foutenir une longue vie, en écartant » les incommodités qui font les fuites » du vieil âge. » C'eft uniquement ce que je me propofe d'examiner dans le difcours fuivant ; où, fi je puis parvenir à me rendre auffi amufant qu'utile à mes lecteurs, je le trouverai probablement trèsdifpofé à s'épargner la peine de chercher à bien connoître, ou la vérité ou la fauffeté de l'infcription dont il s'agit.

Avant d'entrer dans un examen approfondi de cette propofition , il femble pourtant à propos d'en écarter quelques difficultés préliminaires.

Il s'agit d'abord de favoir fi la durée de la vie de l'homme eft une chofe en effet, ou fixée ou indéterminée.

Quelques-uns des plus favans parmi les juifs ont penfé que par un décret de la divinité, elle étoit abfolument déterminée; &, enconféquence, ont allégué plufieurs traits des livres faints, comme en conftatant la preuve (1). Les plus anciens philofophes, tant de la *Chaldée* que de l'Egypte, ont cru que la vie de l'homme étoit dépendante des aftres, & prétendoient par eux en prédire la durée (2). Les *Stoïques* ,

---

(1) *Manes. Ben Ifraël.* D. Terenc. vitæ. Hift. lib. 1.
Diogene. Laert.

(2) *Diod. Sirial :*

ſi par le pouvoir des aſtres ils entendoient le *ſort* ou le *deſtin*, étoit de même opinion ; mais quelque choſe qu'ils entendiſſent par ce qu'ils appelloient le *ſort*, il eſt très-évident qu'ils penſoient que la vie de l'homme, ainſi que celle de toute autre créature, en étoit dépendante, & que conſéquemment il n'étoit pas au pouvoir humain de pouvoir rien changer de ſes diſpoſitions (1). D'où il réſulte que, s'il eſt quelque choſe de vrai dans ces opinions ; ſi quelques-unes d'elles ſe trouvent en effet fondées en preuves, il eſt clair que toutes recherches ultérieures ſont abſolument vaines : car à quel propos chercher les moyens d'étendre la durée de nos jours, dès que nous avons la certitude que la choſe eſt au-delà de notre capacité ? ou qu'il eſt du moins douteux qu'il en ſoit ou n'en ſoit pas ainſi ?

Pour ouvrir la carrière à d'autres ſpéculations plus réfléchies ſur ce curieux

---

(1) *Plat.* de placit. Philoſophe. *Diogen. Laert. Senec.*

& important objet, je commencerai par la solution de cette difficulté ; & entreprendrai de prouver que malgré l'opinion de ces *sages* & fameux philosophes, il n'est en effet aucun terme qui, suivant les loix de la nature, ait été fixé pour la durée de la vie ; ou, ce qui est la même chose en d'autres mots, par l'expresse volonté de la Providence.

Je mets d'abord en fait, comme une vérité aussi certaine qu'absolue, que la contingence est essentielle au mode ou à la regle prescrite par le pouvoir de la divinité, pour le cours & ménagement des choses sublunaires. Les causes sans doute entraînent leurs effets après elles ; mais je nie pourtant formellement qu'il existe aucune chaîne de causes nécessaires, & attendu que l'établissement de cette doctrine, en général, exigeroit beaucoup de tems & de raisonnemens, je me renfermerai dans mon sujet, sans ambitionner d'autre gloire que celle d'en prouver l'évidence, quant à ce point particulier. Il est en effet généralement connu que la loi de *Moïse* n'a promis aux hommes que des bénédictions & des récompenses temporelles, & sur-tout une *longue vie* : ce qui est absolument incompatible avec la doctrine d'un terme fixé pour sa durée, & que dès-lors, s'il se trouve quelques passages dans l'Ecriture sainte qui semblent la moins favoriser, nous devons les interprêter dans un autre sens, attendu que la partie doit s'accorder avec le tout, & que vainement allégueroit-on quelques passages détachés contre le texte & l'esprit du livre entier. Ajoutons à ceci que l'Éternel loua *Salomon* de lui demander la sagesse, plutôt qu'une longue vie ou des richesses : ce qui prouve sans réplique, que ce Prince pouvoit lui demander l'une ou l'autre de ces dernières graces, ainsi qu'il avoit demandé la première. Mais pour peu que ceci ne paroisse pas assez convainquant, qu'on s'en rapporte au moins sur ce sujet à la décision de l'Éternel même, qui, dans la même circonstance, dit : » Que

» fi Salomon marche dans les mêmes
» voies que *David* fon père, il étendroit
» la durée de fes jours. » Ajoutons encore
s'il le faut, à ces argumens, que la pratique conftante des hommes les plus juftes,
ainfi que des plus éclairés fur la volonté
de Dieu, étoit de le prier en termes qu'ils
n'euffent jamais employés, (pour peu
qu'ils les euffent crus contradictoires avec
un décret tellement abfolu,) que c'eft
même ainfi qu'*Héxéchias* l'implore pour
que fes jours foient épargnés ; (1) de
même qu'*Élie* (2) & *Jonas*, pour que
les leurs fuffent abrégés (3).

Mais pour lever toute efpèce de doute,
il ne s'agit que de réfléchir fur le choix
que donna à *David* le prophète Natan, (4)
de la guerre, de la pefte ou de la famine,
en conféquence duquel ce Prince préféra

______

(1) Ifai. ch. XXXVIII. 3.
(2) Kings. 1. XXX. 4. Jonas. IV. 3.
(3)
(4) Samuel. XXIV. 13.

la pefte. S'il eut alors été queftion d'un terme fixe pour la vie des hommes, comment eft-il poffible qu'un pareil choix lui eût été propofé? Tous ceux qui moururent de la pefte, conformément à la doctrine que je combats, auroient donc du mourir, à très-peu de chofe près, en même tems, parce que le terme de leur vie étoit alors expiré?

Cette doctrine eft donc évidemment contraire aux principes de la religion, ainfi qu'à la révélation; de façon que je regarde comme convenu, que l'homme le plus vraiment pieux, en pefant férieufement mes réflexions fur ce fujet, fe trouvera convaincu que les décrets de la Providence, les volontés du Ciel, ou la prefcience de Dieu, (qui font les termes ufités relativement à ce cas-ci,) n'a rien déterminé de *pofitif*, concernant la durée de la vie.

Paffons maintenant à une autre objection préliminaire, qui pourroit m'être faite, eu égard aux opinions des Aftrologues qui, anciennement, étoient dit-on disciples d'*Esculape*, duquel ils tenoient la maxime : ›› Que toutes choses n'étoient ›› ici - bas gouvernées que par les mou- ›› vement & les aspects des Astres. ›› **A** quoi j'ai deux choses à répondre : la première, qu'ils ne pouvoient positivement savoir que cela fût, même en leur accordant que cela fût vrai, attendu l'ignorance absolue dans laquelle ils étoient du vrai système du Ciel, ainsi que des mouvemens de ces différens corps auxquels ils attribuoient une si grande puissance ; ce qui seul rend leurs prétentions nulles. Car s'ils ne peuvent nous convaincre comme Astronomes, rien dans la Nature ne peut être plus ridicule, que de vouloir qu'on se soumette à leurs assertions comme Astrologues.

Pour se convaincre de ceci, il ne s'agit que de consulter les preuves authentiques que nous fournissent les anciens Auteurs du système des *Chaldéens* (1), qui le dé-

---

(1) *Diod. Sicul.* lib. 1, S*temley ss Chasdaic. Philosophy.*

montre aussi faux qu'absurde : faux, comme contraire aux expériences & aux observations des tems qui ont succèdé au leur ; absurdes , comme contraire aux principes inaltérables de la raison , & de la vraie science.

Mon second argument consiste à dire, que si l'autorité des Anciens est prouvée absolument nulle, & qu'il soit encore quelques modernes persistans dans leur opinion , ils doivent nous prouver sur quels fondemens ils l'appuient, non pas en partant des idées chimériques de l'*Astrologie judiciaire* , mais de ceux de la pure & vraie philosophie ; dès qu'ils auront rempli ce devoir, ou du moins lorsqu'ils auront tenté de le remplir , il sera pour lors assez tems d'examiner jusqu'à quel point leur nouveau système pourra se trouver raisonnable.

En attendant cette tentative de leur part, je finirai sur ce chapitre par dire, en partant de cette maxime du droit civil : » Que sur des choses qui n'ont pas d'exis-

» tence , ainſi que ſur celles qu'on ne
» peut rendre viſibles , il n'eſt qu'une
» même réponſe » : c'eſt-à-dire qu'elles
ne doivent être conſidérées que ſous le
même jour, comme n'offrant aucun fondement réel à la diſpute.

Voilà déja quelque choſe d'aſſez propre à favoriſer l'établiſſement de la fon-
dation de notre doctrine. Il reſte pourtant ſur notre chemin une autre opinion
vulgaire, qui doit être écartée ou plutôt
expoſée & combattue. J'entends parler de
cette opinion, ou plutôt de ce préjugé
profondément enraciné chez bien des
gens , eu égard au prétendu terme
limité de la vie dont nous avons déjà
parlé , parce qu'ils voient leurs infirmités
& la vieilleſſe qui s'enfuit à certain âge,
& qu'ils ſuppoſent en conféquence que
ces maladies qui accompagnent le vieil âge,
arrivant chez bien des gens à certain période, qu'elles ſont ſenſées néceſſaires.

Il faut convenir que s'il étoit quelque
choſe de vrai dans cette hypothèſe, nous

nous verrions arrêté de nouveau ; attendu que lorſque nous avons parlé de retarder la vieilleſſe , on s'attendroit à nous voir en état de rajeunir les hommes. Il eſt donc, en partant de-là , néceſſaire d'établir avec la plus grande clarté poſſible , quel eſt en effet notre ſyſtême.

Le corps humain eſt ce qu'on appelle une machine animée par un eſprit immortel ; & ce qui tend encore plus à mon but, fabriquée par une main toute puiſſante. Donc on ne peut ſuppoſer que cette machine dût être ſi légérement ou ſi peu judiciairement compoſée, qu'elle pût être dans le cas de ſe trouver décompoſée en un très-court eſpace de tems. Cela ne pourroit guère s'allier ſoit avec la nature de l'homme , regardé comme créature raiſonnable , ſoit avec cet art & cette ſageſſe qui éclatent dans la compoſition du corps humain. Ainſi quand le Théologien dit que le péché à appellé la *mort*, il ſemble ne s'exprimer que philoſophiment , & que s'il m'étoit permis d'expliquer

pliquer son intention, je serois porté à dire, que les infirmités & la mort même ne sont pas attachées à ce même corps humain par le vouloir de Dieu, ou, ce qui revient au même, par la loi de la Nature, mais sont provenues des dérégle-mens & des vices des hommes, qui na-turellement portent en eux les semence de la mort, & qui dans ce cas, si c'est un mal, ce n'est pas la Providence, mais nous seuls qu'il en faut accuser.

J'avouerai cependant qu'en partant de ce que sont maintenant les choses, ainsi que de ce qu'elles ont été pendant bien des siécles, il ne reste aucun espoir d'im-mortalité pour notre individu, pas même celui de prolonger nos jours jusqu'à trois ou cinq cens ans. Je n'en affirmerai pour-tant pas moins qu'il n'est ni aucun période fixé par la Nature, ni même de loi posi-tive & dont l'effet soit inévitable, qui attache la vieillesse & les infirmités, à un certain nombre d'années ; mais qu'il est très-possible, & peut-être même très-

praticable , qu'un homme puiffe allon-
ger fa carrière bien au - delà de la
date commune, & même fans fe reffentir des incommodités ordinaires de l'âge :
fans quoi , ce feroit plus éviter la mort
que préferver la vie.

Pour parvenir à prouver ceci, je ferai
d'abord ufage de ce qu'infpire la raifon ,
& enfuite de l'expérience ; j'efpère, même,
rendre évident par argument, qu'il fe peut,
& par fuite , qu'en effet la chofe a été
poffible , & que s'il plaît alors à quelque
fceptique de douter de la vérité de ma
doctrine, je l'abandonnerai à fa routine,
d'où réfultera la jufte récompenfe de fon
obftination & l'extinction d'une vie beaucoup plus courte qu'elle n'eut pû l'être.

Tous les fages font convenus que la
Nature , par où j'entends la fageffe du
Créateur, qui s'eft manifeftée dans l'ordre
de toutes chofes , agit toujours unifor-
mément à tous égards , & affigne un
période propre à toutes chofes créées. *Sa-*
lomon a dit, dès long-tems : » Il eft un tems

» pour naître & un tems pour mourir ». (1)
Maxime courte, mais fufceptible d'un
long commentaire. La vie de l'homme
ne confifte fûrement pas à manger, à
boire, à veiller, à dormir ou à fatisfaire
alternativement fes différens goûts & appétits. S'il en étoit ainfi, le terme ordinaire de la vie feroit en effet affez long;
& nous avons plus d'une preuve de gens
que la fatiété dont les accabloit le cercle
étroit de ces actions triviales, fe font en-
nuyés de la vie, avant que la mort les
menaçât, & même au point qu'ils ont été
au-devant d'elle. Mais comme le divin
vieillard l'a juftement obfervé : » L'art eft
» long, & la vie eft courte » ; (2) c'eft-
à-dire, que dans ce cas on n'apperçoit
aucune jufte proportion entre le pouvoir
de l'imagination & la force du corps.
Que tout fe fait à la hâte, que nous pré-
cipitons tout, depuis l'enfance jufqu'à l'a-

____

(1) *Ecclef. III.* 2.

(2) *Æslonga vita brevis, occafio celeris, experimentum*
periculofum, judicium difficile. Hyppocrat. Aph. 1.

dolefcence , & de l'adolefcence à l'âge
d'homme , ainfi que dans ce qu'on appelle
le moyen âge ; & que de-là nous déclinons
infenfiblement dans la foibleffe , la mifère
& le radotage.

Or , dans ce cas , eft-il homme qui
puiffe penfer que tel foit vraiment l'ordre
de la Nature ? qu'elle ait accordé tant
d'années au brochet , à l'aigle , au cerf,
même au ferpent , & qu'elle les ait refu-
fées à l'homme ?... Loin de nous un pareil fentiment ! Soumettons plutôt notre
amour-propre au point de croire que la
briéveté de la vie ne dérive que de la
foibleffe & des habitudes vicieufes de
l'homme.

Mais on dira , fans doute , que la mort
n'eft pas uniquement la fin de nos infirmités ; mais que le vieil âge eft autant
une infirmité qu'aucune autre , & qui certainement nous l'amène ? Que la machine
humaine eft conftituée de manière non-
feulement à croître & arriver à la perfection , mais à décroître , & parvenir in ;

fenfiblement à fa fin ? Que le feu divin qui l'anime s'affoiblit par degrés ; que les folides perdent journellement leur ton ; que les vaiffeaux alors deviennent cartilagineux & enfin de caufe, plus ou moins offeux ? de forte que la mort, fuite attachée au vieil âge, eft la chofe la plus naturelle (1).

A la bonne heure : ma prétention n'eft pas que l'homme puiffe toujours vivre, ni même pouffer fa carrière, ainfi que je l'ai déjà dit, ni jufqu'à trois, ni jufqu'à cinq cens ans. Je dis feulement que la vieilleffe eft la feule infirmité à laquelle nous foyons expreffément affujétis par la Nature, & que dans ce cas il eft très-poffible que par le fecours de l'art l'homme puiffe s'en préferver plus long-tems qu'il ne l'a fait jufqu'à nos jours. Et j'infifte fur cette poffibilité, en partant des fondemens que j'ai déja jettés en conféquence : c'eft-à-dire que le corps hu-

---

(1) *Boheraave, inftitut. Medic.* §. 474 , 475. 1053 & 1054.

main étant une machine admirablement fabriquée, j'en infère qu'il eſt très-poſſible que par des ſoins & des précautions convenables, elle peut être maintenue en bon ordre pendant un tems plus conſidérable que n'eſt celui de la période ordinaire de ſa deſtruction. Qu'il eſt par conſéquent très-vraiſemblable que cette irraiſonnable briéveté provient beaucoup plus de notre manque de ſavoir, de ſoins & d'attentions, que d'une loi preſcrite par le très-ſage & très-profond Artiſte de toutes choſes.

Tels ſont mes vrais principes, & que je ſoumets au plus rigoureux examen. S'ils peuvent être démontrés, ou faux, ou précaires, j'en ſerai auſſi ttriſté pour moi-même que pour le genre humain; avec d'autant plus de raiſon, qu'ils préſentent une forte apparence de vérité, & d'autant plus faite pour plaire, qu'elle tend à la gloire de la divinité, en iui attribuant ce bon vouloir envers les hommes.

Mais depeur que quelqu'un ne diſe que

bien des chofes femblent belles en fpé-
culation, & dont la pratique n'eft pas
moins trompeufe, je veux, après avoir
ainfi expofé ma doctrine au grand jour
de la raifon, l'examiner moi-même à la
lumière de l'expérience, pour, fi je la
trouve fans taches, que le lecteur & moi
puiffions procéder fans obftacles dans la
carrière qne nous avons à parcourir; &
fans qu'il craigne de ne trouver en moi
quelqu'un qui ne cherche en effet qu'à
l'amufer avec un favant paradoxe, au lieu
d'un fimple dévoilement de la plus grande
& plus utile vérité.

Contre l'opinion communément reçue,
les plus antiques & les plus refpectables
monumens de l'Hiftoire me mettent en
état de démontrer que cette briéveté de
la vie de l'homme, devenue aujourd'hui
fi commune, ne fut pas toujours, & même
n'eft pas encore telle par-tout. Je ne m'ap-
pefantirai pas fur ce qui s'eft dit eu égard
au grand âge des patriarches avant le
déluge, & me bornerai feulement à quel-

ques obfervations néceffaires à l'apui de ma doctrine, & dont la vérité ne peut être fufceptible de conteftations.

Obfervons d'abord, que bien que les homme vécuffent jadis très-long-tems, l'efpèce en étoit abfolument neuve, & que le corps humain ayant été nouvellement tiré de la terre par le Créateur, il avoit par conféquent gardé beaucoup de fa force primitive. On dit affez communément de nos jours d'un homme qui fe dépêche de vivre, qu'il s'attache à détruire fa conftitution ; qu'en partant des principes de *Moïfe*, nous ne pouvons difconvenir que la fabrique du corps d'*Adam* dût avoir été beaucoup plus forte & mieux pêtrie que n'eft la nôtre ; & que c'eft fans doute ce qui le foutint fi long-tems après avoir perdu *l'arbre de vie*, ou la façon d'en ufer qui avoit été jugée convenable à fon état primitif. Obfervons, en fecond lieu, que ces patriarches vivoient dans un autre monde : j'entends un monde autrement conftitué que le nôtre, & que par conféquent ce qu'on nous dit de leur grand âge n'eft pas plus incroyable qu'une multitude de faits que l'expérience & l'évidence même nous obligent de croire vrais. (1) Troifièmement, que fi avec une conftitution plus forte, & dans un monde mieux difpofé, les hommes ont vécus non-feulement jufqu'à différens âges, mais même jufqu'à neuf & dix fois plus long-tems que nous, il femble que rien ne répugne à croire, qu'en nous occupant avec un plus grand foin de notre conftitution, & en atténuant, à force d'art, les qualités nuifibles des différens élémens, eu égard à leurs difpofitions actuelles, les hommes pourroient infenfiblement acquérir une auffi grande diftinction dans les périodes de leur vie & de leur mort.

Il eft fingulièrement remarquable, que non-feulement les Écrivains facrés, mais que tous les anciens Auteurs *Chaldéens*, *Egyptiens & Chinois*, parlent également

____

(1) *Burnet. Theor. Tellur. Cad mort. Hymen. intellect.*

du grand âge de ceux qui ont vécu dans les premiers tems, & cela avec tant de confiance, que *Xénophon*, *Pline* & autres judicieux Auteurs, ont admis leur témoignage fans le moindre fcrupule.

Mais pour defcendre à des tems moins éloignés, *Attila*, Roi de *Huns*, qui régnoit dans le cinquième fiécle, avoit vécu cent vingt-quatre ans, lorfqu'il mourut des excès de la nuit de fon fecond mariage avec une des plus belles Princeffes de ce fiécle. (1) *Piaftus*, Roi de *Pologne*, qui du rang de fimple payfan, fut élevé à celui de Monarque, en l'an 824, vécut cent vingt ans, & gouverna fon royaume avec tant d'habileté jufqu'à fa mort, que fa mémoire jouit encore de la plus haute vénération parmi fes compatriotes (2). *Marcus Valerius Corvinus*, Conful Romain, fut célébré comme un vrai pa-

____

(1) *Prifcus apud jornandes. Bonfinius*, *hiftoire de* Hongrie, *décad. première*, l. 2, pag. 15.

(2) *Goaguini rerum Polon.* pag. 64. *Herbert de Frultiu.* liv. 1, pag. 13. *& Harchnoch.* l. 1, ch. 2, pag. 68. &c.

triote, & comme un excellent homme dans la vie privée, par *Caton l'ancien* ; & cependant *Corvinus* avoit cent ans paſſés (1). *Hippocrate*, le plus grand des Phyſiciens, vécut cent quatre ans (2). *Aſclepiades*, Phyſicien perſan, atteignit les cent cinquante (3). *Galien* en vécut cent quatre, ſans infirmités (4), & ces hommes étoient bien faits pour illuſtrer leur profeſſion.... Ajoutons à ceci que *Sophocles*, fameux Poëte tragique, a vécu cent trente ans ; (5) *Démocrite* le Philoſophe, cent quatre ; qu'*Euphranon* enſeigna à ſes diſciples juſqu'au-delà d'un ſiécle, & que tous ces perſonnages n'étoient pas comparables à *Épiménides de Crète* qui, ſuivant le témoignage de *Théopompe*, Hiſtorien non ſuſpect, a vécu au - delà de

---

(1) *Cato, de re ruſticâ, Cicer. d. Senectute. Plin.* Hiſt. Nat. liv. 7.

(2) *Euſebe. Chronic. Petav. Rati. Temp.* Tom. 1., p. 96.

(3) *Plin.* Hiſt. Nat. liv. 7., ch. 14.

(4) *Fulgor.* liv. 8., c. 14., pag. 1096.

(5) *Euſebe. Chron. Petav. Rat, Temp.* Tom. 1., p. 96.

cent cinquante-sept années. (1) Je fais
mention de ceux-ci, parce que s'il est
quelque vérité dans l'Histoire, nous pouvons compter sur ces faits ; & en conclure,
avec pleine assurance, que cent & même
cent vingt années, ne sont pas les dernières limites de la vie humaine.

Mais ce qui favorise bien plus encore
notre doctrine, c'est que ce n'est pas précisément dans tel ou tel pays que de pareil vieillards peuvent être trouvés, puisqu'on en rencontre par-tout ailleurs. Nous
sommes fondés à croire, sur une autorité
grave, qu'il s'est trouvé dans le *Bengale*,
un paysan qui avoit au-delà de trois cens
trente-cinq années, & qui après avoir
été très-long tems pensionné par les Souverains de son pays, a obtenu de leurs
vainqueurs, *les Portugais de Cambaja*, la
continuation de ces mêmes pensions. (2)
Pline rapporte que dans la seule ville de
Parme, il s'est trouvé deux hommes de

____

(1) *Diogen. Laer. invit. Epiménides.*
(2) *Barthol.* Hist. Annat. Cent. 5. Hist. 28, p. 46.

cent trente, & trois de cent vingt ans, lorfque certaine taxe y fut établie, ainfi que de bien plus âgés encore dans plufieurs autres villes d'Italie, & fur-tout à *Ariminium*, un *Marcus Aponius*, qui avoit alors cent cinquante ans (1). *Vincent Coquelin*, eccléfiaftique, mourut à Paris en 1664, à cent douze ans (2). *Laurence Hutland*, a vécu dans les *Orcades*, jufqu'à la cent foixante-dixième année (3). *Jacques Samds*, Anglois, eft mort vers la fin du dernier fiécle, à cent quarante ans, & fa femme à cent vingt (4). Il eft affez commun, en *Suède*, de rencontrer des hommes au - deffus de cent ans ; & *Rudbekius* affirme, d'après les regiftres de mortalité, fignés par fon frère, qui étoit Evêque, que dans la médiocre étendue de douze Paroiffes, il étoit mort dans

(1) *Plin.* Hift. Nat., liv. 7, ch. 29.

(2) *Mémoire de Paris*, p. 197.

(3) *Bucham.* Hift.

(4) *Hakewill's apol.*, l. 3, c. 1, p. 166.

l'espace de trente-sept ans, 232 personnes, entre cent & cent quarante années de leur âge. (1) Ce qui est d'autant plus croyable, que dans la diète assemblée par la précédente Reine de *Suède*, le plus hardi & le meilleur Orateur de l'ordre des paysans étoit plus que centenaire. (2) Cette liste est cependant moins nombreuse que celle qui pourroit être produite relativement à l'Afrique & à l'Amérique Septentrionale.

Mais je me borne aux exemples cités, comme vraîment authentiques, que j'ai rassemblés, non pour faire parade de mes lectures, ou pour flatter la curiosité de mes juges, mais dans la seule vue de les convaincre par la certitude des faits, que la vie de l'homme peut s'étendre au-delà des limites vulgaires; que cette longueur de vie n'est point bornée à un seul climat ou région, & que, dès-là, nous ne sommes point dans le cas de désespérer

---

(1) *Ol. Rudbeck. Atlamts.*, pag. 396.
(2) *Mémoir.* Hist. 1713. Tome 2., pag. 336.

de trouver l'art de prolonger notre carrière, ainſi que de la défendre, dans quelque pays que ce ſoit, des infirmités attachées à la décadence de l'âge.

Il n'eſt pas moins vrai qu'il eſt des
climats aſſez heureuſement favorables à
la ſanté, pour étendre le cours de la vie
humaine juſqu'à des périodes très-extraor-
dinaires : par exemple , dans la *Floride* ,
au-deſſous des établiſſemens Anglois, on
a vu mourir, il y a au plus vingt ans,
un Prince Indien , dans la pleine force
& uſage de toutes ſes facultés, qui ſe
rappelloit d'y avoir vû arriver les Eſpa-
gnols, & qui par conſéquent devoit avoir
plus de deux cens ans. C'eſt des Indiens,
il eſt vrai, que nous tenons ce fait ; mais
ceci doit d'autant moins porter atteinte à
notre crédulité, que la véracité de ce
peuple eſt portée au point de n'avoir dans
leur langue aucun mot fait pour exprimer
le *menſonge* , & que s'étant vus ſouvent
trompé par les Européens, ils ne les ac-
cuſèrent même dans le reſſentiment par

le mépris qu'ils en concevoient, qu'en les taxant de *méfufer de la parole*.

Mais pour les perfonnes qui préfèrent les écrits des Anciens à toutes les autres autorités, je citerai l'ifle de *Céa* l'une des *Cyclades*, qu'on appelle aujourd'hui *Zia*, dont la température étoit fi falutaire, que s'étant vu en danger d'être trop peuplée pour fuffire à la nourriture de fes habitans, *Strabon* nous affure qu'il s'y étoit promulgué une loi, par laquelle tout homme qui vivroit plus de foixante ans, feroit forcé d'avaler un poifon, dont la bafe étoit le jus d'un fimple nommé *Hemlock* (1), loi à laquelle le Poëte comique *Ménandre*, fait allufion dans les deux vers fuivans :

> Par la loi de *Céa*, mûrement réfléchie,
> Qui ne peut vivre heureux (2) n'a plus droit à la vie.

La partie principale de cette Hiftoire nous eft même confirmée par plufieurs

______

(1) *Strabon*, liv. 10, pag. 335.

(2) On fent que fi le Poëte eut voulu traduire exactement, il eût dit : *Tout homme à foixante ans*, n'a plus droit, &c.

autres

autres anciens Auteurs, & particulièrement par *Héraclides* & *Ælien*, ainſi qu'on
le verra dans la note ci deſſous (1).

Mais en comparant ces deux témoignages enſemble, il naît un doute, qui
conſiſte à ſavoir ſi cette pratique des anciens habitans de *Céa* étoit fondée ſur un

____

(1) *Héraclides*, *de Politic.* p. m. 20. » L'air de cette
» iſle, (dit-il) eſt ſi pur & ſi ſalutaire, que l'homme,
» ainſi que la femme, y pourroient atteindre le plus grand
» âge. &c.

Ælien. Var. Hiſt., l. 4, c. 37, dit expreſſément : » Que
» par une coutume des *Céa*, ceux qui approchent de la
» vieilleſſe, ſont forcés, ſoit dans un feſtin, ſoit dans un
» ſacrifice ſolemnel, de boire le jus d'*Hemlock*, pour qu'ils
» ne puiſſent devenir à charge à leurs compatriotes, lorſque
» les infirmités adhérentes au déclin de la vie viendroient
» les aſſaillir ».

Il eſt même aſſez étrange que ni *Tournefort*, ni aucun
autre voyageur moderne, à qui nous devons d'amples deſ-
criptions de l'iſle de *Céa*, & qui affectent d'enrichir leurs
écrits de citations des anciens Auteurs, ne parlent ni de la
pureté actuelle de l'air qu'on y reſpire, ni de cette ancienne
coutume de ſes premiers habitans. Il eſt pourtant vrai qu'on
en rencontre une eſpèce de confirmation, lorſqu'ils nous
parlent de cette prodigieuſe quantité de ruines qu'on y rencontre, qui prouve combien dans les tems reculés cette iſle
étoit peuplée ; d'où il eſt aiſé de préſumer que la loi dont
il s'agit, ait pu y ſembler devenue néceſſaire.

Tome I.   C

édit de la part du gouvernement, ou fur
une de ces coutumes qui, une fois fondées fur des idées de grandeur d'ame,
acquièrent par autorité le même degré
de foumiffion que les ordonnances les plus
légales. Le lecteur à dû voir que *Strabon*
avoit imaginé qu'il fubfiftoit en effet une
loi, qui prononçoit que tout homme qui
vivroit plus de foixante ans, feroit condamné à fe donner volontairement la
mort ; mais il s'eft problablement trompé,
puifque la température de ce pays étant
fi falutaire, & les habitans y pouvant vivre
long-tems, le gouvernement en prononçant ou en favorifant une loi de cette efpèce, fe feroit privé lui-même du nombre
de fujets qui euffent pu devenir capables
de rendre à la république les grands fer-
vices ; & fur-tout, fi comme il le fuggère, la loi eut indiftinctement forcé toute
perfonne atteignant cet âge, de s'em-
poifonner elle-même. Le lecteur peut en
même tems obferver que la phrafe d'*Héraclides* paroît n'exprimer qu'une volonté

vraiment libre, au lieu d'une loi de rigueur. Nous pouvons observer encore que le rapport d'*Ælien* exprimoit & désignoit clairement les personnes décrépites, & non toutes celles qui auroient atteint soixante ans passés. Tout ceci tend fortement à réfuter l'opinion de *Strabon*, & nous induit à croire, que dût-elle être aussi vraie que suspecte, il n'est pas moins hors de doute que ce même édit ne subsistoit déja plus au tems de *Tibère*. Mais la preuve qu'en fournit *Valère Maxime* peut fortement contribuer à éclaircir le véritable état de l'affaire, & nous engage à faire part à nos lecteurs des principales circonstances de sa narration :

» En allant (dit-il) en *Asie* avec *Sextus*
» *Pompeius* (1), & passant par *Jules*, nous
» assistâmes à la mort d'une dame, âgée
» d'environ quatre-vingt-dix ans. Elle
» avoit fait part aux Magistrats des rai-

______

(1) *Valèr. Max.*, liv. 2, ch. 6, N°. 8, *in exter.* dont l'autorité est d'autant plus forte, qu'il nous dit avoir été témoin du fait dont il s'agit.

» fons qui la déterminoient à renoncer à
» la vie ; après quoi elle s'étoit préparée
» à avaler le poifon, lorfqu'ayant appris
» l'arrivée de *Pompée*, & imaginé que fa
» préfence ne pouvoit qu'ajouter à l'éclat
» de fa cérémonie funèbre, elle l'avoit
» très-humblement fait fupplier de vou-
» loir bien l'honorer de fa préfence. Il
» crut pourtant, après y avoir confenti,
» devoir ne rien négliger pour la dé-
» tourner d'une réfolution auffi extraor-
» dinaire que cruelle. Mais la dame, après
» lui en avoir marqué toute fa recon-
» noiffance, & fupplié les dieux qu'elle
» alloit chercher bien moins que ceux
» qu'elle alloit quitter, de vouloir bien
» l'en récompenfer : je n'ai jufqu'ici (ajou-
» ta-t-elle) éprouvé que les faveurs de
» la fortune : & pour ne pas rifquer en
» vivant plus long - tems, de me voir
» expofée aux maux qu'amènent tôt ou
» tard fon inconftance, je quitte volon-
» tairement ce monde, tandis que j'aime
» encore à le voir, en laiffant après moi

» deux filles & fept garçons, pour chérir
» & honorer ma mémoire ». A ces
mots, la dame portant les yeux fur fa
famille & fes amis, les exhorta de la
façon la plus tendre & la plus énergique,
à entretenir toujours entr'eux l'union &
la paix ; & après avoir recommandé le
foin de fa maifon, ainfi que de fes domeftiques, à fa fille aînée, nous la vîmes
l'œil ferein & d'une main affuré, prendre le
vâfe fatal, implorer *Mercure* (1) pour qu'il
favorifât fon paffage dans l'autre vie, &
vuida d'un feul trait la coupe. Quelques
inftans après, avec le maintien toujours
également auffi ferme que tranquille, elle
nous fit remarquer les effets progreffifs
du poifon, qui après lui avoir glacé les
jambes & gagné par degrés les parties
fupérieures, ne lui laiffa plus que le tems

____

(1) Ce qui femble digne de quelque attention, c'eft que
cette femme, qui difpofe ainfi de fa vie, loin de croire
offenfer les dieux, fe recommande même à *Mercure*; & que
Virgile nous dit pourtant que ceux qui mouroient ainfi
étoient mal accueillis dans l'autre monde.

d'appeller fa fille aînée, pour lui fermer les yeux, après quoi nous la vîmes expirer fans regrets & fans agonie. Sur quoi (dit *Valérius*) *Pompée* prefque auffi pétrifié que moi, à la vue d'un tel & fi étrange fpectacle, nous preffa de fortir, les yeux mouillés de pleurs : car les Romains (ajouta-t-il) ne croyoient pas la compaffion incompatible avec la grandeur d'ame.

Le même Auteur nous apprend que ce qui étoit à quelques égards l'effet de la néceffité à *Céa*, devint par d'autres raifons une coutume à *Marfeille* (1), où il prétend avoir connoiffance que les Magiftrats confervoient toujours fous leur garde un poifon, dont perfonne n'avoit droit d'ufer, jufqu'à ce que par un mémoire expofitif des raifons qui autorifoient à vouloir quitter la vie, on en obtînt la permiffion du Sénat, qui étoit compofé de fix cens perfonnes.

Nous remarquerons encore, que dans

____

(1) Id. ibid.

tous les siécles, ainsi que dans tous les pays, le désespoir & les chagrins fondés, ont toujours plus ou moins prévalus, au point de porter nombre de personnes à anticiper sur ce que les autres pensoient n'arriver toujours que trop tôt. Et si ces furieux & frénétiques mortels trouvent toujours d'assez nombreux moyens pour se soustraire à la vie, devons-nous bien fermement croire qu'il n'en existe aucun qui puisse nous servir à la prolonger, au moins pour quelque tems? Ce desir n'est-il pas aussi naturel & aussi raisonnable, que celui qui nous porte à notre dissolution est d'une raison absolument dépravée?

Ce qui est de nulle valeur se trouve sur le chemin de tout le monde; l'insensé le plus méprisable, le lunatique le moins susceptible de guérison, le malfaiteur que le sentiment de ses crimes ou la crainte du supplice ont conduit jusqu'au désespoir, tous ont ce remède en leur puisfance, & peuvent, à leur gré, recourir à la mort (1).

Bien des gens imagineront fans doute que le travail & les foins néceffaires à prendre pour parvenir à prolonger une vie moins pénible jufqu'au tombeau, c'eft-à-dire, de fubftituer une courte nuit d'hiver à une longue & douloureufe nuit d'été, jufqu'à l'extinction de notre exiftence, ne

---

(1) Notre Auteur, à certains égards, reffemble à *Senèque,* il jette une idée comme au hafard, il laiffe à fon Lecteur à fe convaincre lui-même de la vérité par la réflexion. Il eft en effet différens moyens de fe procurer la mort : mais comment cette affertion prouve-t-elle que la prolongation de la vie doit être en effet une chofe fi defirable ? Parce que, comme il nous le donne à entendre, la Nature n'eft pas libérale de fes dons les plus précieux. Il eft au pouvoir de l'homme de gratifier à fon gré tous fes fens, & de mener en conféquence une vie très-voluptueufe, mais que celui d'atteindre jufqu'a la fageffe ou à la vertu, n'eft pas à beaucoup près fi facile. Nous avons fans doute les moyens propres pour arriver à ce but, mais le raifonnement, l'attention, la circonfpection doivent néceffairément être employés pour y parvenir. Il n'eft guère poffible de concevoir l'idée d'une *excellence* qui foit à notre portée, fans le fecours de l'action & de la perfévérance, & dès-là ce qu'on atteint facilement, n'a nul droit au titre d'*excellence.* La fureur de mourir femble autant être une efpèce de fré-

font pas chofe aifée à entreprendre. C'eft
pourtant ce qui devroit nous intéreffer d'autant plus, puifque cette étonnante découverte non - feulement prolongeroit nos
jours, mais immortaliferoit notre mémoire. Nous croyons déjà voir plus d'un
critique traiter la feule propofition que
nous en préfentons ici comme chimérique; mais nous ofons croire que ce jugement précipité ne partira que d'une fauffe

néfie, que le defir de vivre quand la volonté du ciel s'y
oppofe, eft une foibleffe; mais le fens commun nous apprend toujours qu'une longue vie eft une faveur du Ciel,
& la révélation la propofe comme une récompenfe. *Abraham*, *Ifaac* & *Jacob*, ont très long-tems vécu; la prolongation des jours de *Job*, eft attribuée à une providence
particulière; une longue vie fut promife à *Salomon*, mais
conditionnellement; celle d'*Hézéchias* fut prolongée de
quinze ans, à caufe de fa piété; & les bonnes œuvres
de *Tobias* & de *Tobie* prolongèrent leurs jours. Sous la
nouvelle loi, on doit remarquer que la félicité éternelle
eft exprimée par *vie*, & la damnation éternelle eft appellée
mort; que les Apôtres & les Difciples de *Jefus* étoient jaloux de la promeffe qu'il avoit faite à *Jean*, qu'ils foupçon-
noient être celle d'une longue vie. Il eft vrai que cet Apôtre
favorifé pouffa loin fa carrière, & furvécut à prefque tous
fes compagnons, qui périrent dans la première perfécution
qu'éprouva le chriftianifme.

magnanimité, ou du defir de fe diftin-
guer en affectant une efpèce de mépris
pour ce qui doit être le plus vivement
defiré par la généralité des hommes. Il
eft vrai, qu'en pleine fanté fur-tout, nous
fommes très-difpofés à nous tromper nous-
mêmes, & à regarder une recherche de
cette efpèce, non-feulement comme vaine,
mais comme inutile, la feule qui vraiment nous occupe étant celle du plaifir
préfent. Mais quand les moyens d'en jouir
commencent à nous manquer, quand la
vieilleffe nous arrive, c'eft alors que naiffent & la réflexion & les regrets, que
nous languiffons après ce que nous fentons qui devoit être l'objet de nos foins;
que nous voudrions continuer (fi l'on peut
s'exprimer ainfi) à boire, duffe être jufqu'à
la lie, le peu de vie qui nous refte. Con-
venons donc que dans ce cas il feroit
plus avantageux & plus fage de difcuter
la matière que je propofe dans un tems
convenable, c'eft-à-dire tandis que nous
avons encore les facultés fuffifantes pour

découvrir quelles peuvent être les régles de conduite néceſſaires pour la prolongation de la vie, & encore aſſez de force pour nous aſſujettir à ces mêmes règles, ſeules capables d'écarter les infirmités ſous le cruel empire deſquelles la vie n'eſt plus en effet pour nous qu'un douloureux fardeau. (1)

Le propriétaire d'une maiſon bien ſi-tuée, élégamment meublée, avec nombre

---

(1) Cette obſervation eſt, ſans contredit, on ne peut plus judicieuſe. C'eſt dans la fleur de l'âge que ces précautions doivent être priſes, pour prévenir les infirmités qui, trop communément nous menacent & nous affligent dans nos vieux jours; puiſque ſi nous attendons qu'elles arrivent, nous perdons pour-ainſi-dire, la ſaiſon qui eût pu nous prémunir contre elles, & nous nous trouvons malheureuſement dans le cas néceſſaire d'avoir recours au Phyſicien dont les remèdes, il eſt vrai, peuvent affoiblir ou faire diſparoître les ſymptômes pour un tems ſouvent très-court, mais ne peuvent nous préſerver de ces triſtes incommodités qui attendent notre ſeconde enfance. La comparaiſon dont ſe ſert notre Auteur, peut également ſervir à nous apprendre, qu'il eſt toujours trop tard de penſer à préſerver nos yeux, nos dents ou notre ouïe, lorſqu'ils commencent à dépérir, & qu'il vaudroit bien mieux que nous nous en occupaſſions par avance, & tandis que ces organes ſont encore dans leur vigueur, attendu que travailler

de vues agréables à l'œil, & chère à son goût, néglige rarement les réparations qu'il y croit néceſſaires, & ne remet guère à employer ni les frais ni toutes les meſures à prendre pour prévenir le malheur qu'elle ne lui tombe un jour ſur la tête. il ſait que tout décroît avec le tems, & fait trop de cas de l'induſtrie & des reſſources de l'art, pour ne pas s'occuper du ſoin de retarder les progrès de cette décroiſſance. C'eſt par ce moyen qu'avec peu de travail & ſans éclat, il maintient les choſes dans un ordre ſupportable & pourſuit ſa carrière avec tranquillité & décence, juſqu'a l'expiration de ſon bail.

On pourra pourtant encore dire, en répondant à tout ceci, que dans un cas

---

à maintenir ou conſerver les choſes dans l'état où elles ſe trouvent, c'eſt concourir à leur bien-être avec la Nature même ; & qu'il eſt quelquefois hors de ſa puiſſance, & plus fréquemment de la nôtre, de réparer celles qui ſont trop dépéries. Rien ne doit ſembler ſurprenant dans cette règle de conduite ; mais en tous cas gardons-nous d'oublier que les vérités les plus claires & les plus franches, ſont toujours les plus utiles.

de si grande importance pour l'humanité
en général, & dans lequel chacun en particulier ne peut manquer de se trouver
intéressé , cet art , au cas que la chose
fût en effet dans l'ordre des possibilités ,
auroit sans doute été dès long-tems découvert , sur-tout lorsqu'il n'est pas douteux
qu'il s'est trouvé dans tous les siècles une
génération d'hommes , telle par exemple ,
que celle des Physiciens & Médecins ,
dont la principale affaire étoit de s'occuper d'une pareille découverte.

A quoi je crois pouvoir répondre que
les principes de cette espèce furent toujours les plus grands obstacles , que dans
tous les tems aient eu à vaincre & la
science & les talens. Que bien des arts
utiles ne sont pas de fort anciennes dates ,
& que si la découverte dont il s'agit eut
jadis été faite , peut être seroit-elle restée
cachée par plus d'une raison politique.
Ajoutons à cette dernière conjecture ,
qu'elle est d'autant plus vraisemblable
que cet art fut en effet studieusement

recherché par les Anciens, & que quelques-uns font cités comme étant parvenus à le découvrir. *Afclépiades*, ce Perfan dont nous avons déja parlé, avoit coutume de dire qu'il regardoit comme ignorant tout Phyficien, qui fe parant de ces titres, ne pouvoit fa prémunir contre les maladies : ce qui porta à le faire croire d'après fon propre exemple, puifqu'il vécut en pleine fanté jufqu'à fa cent cinquantième année, qu'il fut tué par la chûte d'un efcalier. On fait également que le fameux *Mithridate*, Roi de *Pont*, prétendit avoir auffi trouvé ce fecret, ainfi que plufieurs autres. Mais la meilleure réponfe qui puiffe être faite aux préjugés ou aux fcrupules de ce genre, peut fe trouver dans le paffage que nous allons tranfcrire du très - favant *Roger Bacon*, fameux Moine Anglois, qui vivoit dans le treizième fiècle. (1)

---

(1) *Sabbel.*, liv. 10., chap. 8., pag. 69. Il nâquit en 1214 dans le comté de *Sommerfet.*

» Qu'il foit poffible de prolonger la
» durée de la vie (dit ce favant unique,
» eu égard au tems où il a vécu) eft
» une vérité qu'il eft aifé de rendre évi-
» dente : l'homme, par fa nature, eft
» immortel, c'eft-à-dire, ayant originai-
» rement été formé de façon à fe garantir
» de la mort, & qui même après avoir
» péché, pût vivre encore mille années;
» mais dont par la progreffion des tems
» la vie s'eft infenfiblement vu abrégée.
» D'ou il faut conclure que cette abré-
» viation n'eut rien en foi que d'acci-
» dentel, & peut par conféquent être ou
» totalement ou en partie réparée. Car
» fi nous pouvions nous réfoudre à faire
» les recherches néceffaires pour nous inf-
» truire des vraies caufes accidentelles de
» cette efpèce de corruption, nous trou-
» verions fans doute que loin de pouvoir
» être imputée au ciel, elle ne doit l'être
» en effet qu'aux changemens fucceffifs
» de régime propre à la fanté dont avoient
» ufé nos premiers pères. Car plus leurs

» fucceffeurs ont été corrompus , plus
» ceux qui font nés d'eux ont du s'en
» reffentir , & plus encore leurs defcen-
» dans ; de forte que cette corruption en
» paffant fucceffivement de père en fils ,
» & dès - là n'ayant fait que s'accroître ,
» la vie des hommes s'eft trouvée graduel-
» lement abrégée jufqu'au point où nous
» la voyons aujourd'hui. Nous ne devons
» pourtant pas en conclure qu'elle doive
» devenir infenfiblement de plus courte
» en plus coutre , attendu qu'un terme
» eft fixé pour la Nature humaine , qui
» eft que l'homme puiffe arriver au plus
» à quatre vingt ans , en partant de fon
» régime actuel, confiftant dans le boire,
» le manger, le fommeil & la veille, les
» exercices du corps, les repas, les éva-
» cuations, les rétentions, l'air & les
» paffions, tant du cœur que de l'efprit.
» Car fi un homme vouloit s'affujettir à
» un régime, auffi fain qu'excellent dès
» fon enfance, il pourroit vivre auffi long-
» tems que la conftitution qu'il tiendroit

de

» de ſes parens pourroit le permettre, &
» même au dernier degré ou dernier terme
» qui ſemble aujourd'hui rigoureuſement
» fixé par la Nature, lequel terme il ne
» pourroit paſſer, parce que ſon régime,
» quel qu'il fût, ne pourroit en rien le
» ſervir contre l'ancien germe de corrup-
» tion de ſes parens. Mais étant en quel-
» que façon impoſſible de s'accoutumer à
» toutes les privations que ce régime exige,
» il ſemble qu'on ne puiſſe ſe diſpenſer
» de croire que l'abbréviation de la vie
» ne vienne autant de cette cauſe que de
» la corruption de nos parens.

» Il n'eſt pourtant pas moins vrai que
» pluſieurs ſavans auſſi ſages qu'éclairés,
» n'ont pas moins ſoigneuſement cherché
» quelques remèdes , non - ſeulement
» contre les défauts du régime propre à
» chaque perſonne, mais contre la cor-
» ruption de leurs parens : non pas pour
» que l'homme pût vivre auſſi long-tems
» qu'*Adam* ou *Arthépihus*, à cauſe de la
» corruption adhérente à la Nature, mais

» pour que la vie pût être prolongée d'une
» centaine d'années ou davantage, au-
» delà du terme vulgaire de la vie actuelle,
» en restant dans les infirmités de la vieil-
» lesse. Car le plus long terme de la Na-
» ture est celui qui fut fixé pour le pre-
» mier homme après son péché, & l'autre
» d'après la corruption survenue à chacun
» de nos parens.

» Il n'est donné à l'homme de pouvoir
» aller au-delà de ces deux termes, mais
» il peut plus que probablement surpasser
» celui de sa propre corruption. Car je ne
» saurois croire qu'aucun mortel, quelque
» sage & quelque savant qu'il soit, puisse
» atteindre le premier terme, quoique
» la même possibilité, ainsi que la même
» aptitude, soient dès son origine dans
» la Nature. Ce qui est d'autant moins
» étonnant, que cette même aptitude s'é-
» tend d'elle-même jusqu'à l'immortalité,
» ainsi qu'avant que l'homme eût péché,
» & sera après la résurrection.

» Mais si vous m'objectez que ni *Aris-*

» *tote*, ni *Platon*, ni *Hippocrates*, ni *Ga-*
» *lien*, ne font arrivés jufqu'à une pareille
» prolongation ; je vous répondrai, que
» des vérités beaucoup plus fimples, ont
» depuis leur tems été connues par d'au-
» tres favans ; qu'ils ont pu, conféquem-
» ment, ignorer ces grandes chofes, quoi-
» qu'ils puffent avoir tenté de les con-
» noître, qu'ils fe font trop livrés à
» l'étude de beaucoup d'autres chofes,
» & qu'ils font enfin parvenus jufqu'au
» vieil âge avant que d'avoir connu la
» route qui pouvoit les conduire au plus
» grand & plus précieux des fecrets. Car
» nous favons qu'*Ariftote* avoue que la
» quadrature du cercle eft poffible, quoi-
» qu'encore inconnue à tous les hommes de
» fon tems. On doit convenir enfin qu'un
» grand nombre de chofes font encore
» ignorées des favans de nosjours, & que
» dans la fuite des tems, tout fimple éco-
» lier pourra probablement favoir (1) ».

____

(1) *Rog. Bacon. de Vigor. Artis & Natura.*

Tels étoient les sentimens de ce très-
grand & très-savant homme , dans les
tems où l'Europe étoit plongée dans la
plus profonde ignorance ; & qui étoit si
ferme dans ses opinions, & qui avoit acquis
tant de lumières dans les écrits des Auteurs *Arabes* , ainsi que des Physiciens
Grecs, qu'il entreprit dans la suite sur ce
sujet même , un Traité *ex professo* (1)
dont j'aurai souvent occasion de parler, &
dans lequel il indique nombre de précautions admirables à prendre pour la prolongation de la vie humaine, & l'affranchir des infirmités du vieil âge. D'où il
résulte , qu'il est du moins certain qu'il
ne s'agit pas d'une ombre que nous nous
entêtons à poursuivre , ni que nous nous
engagions aveuglément dans la recherche
de la chimère la plus vaine ; que la chose
à laquelle nous voudrions atteindre est en
effet existante dans la Nature, & qu'il
n'est pas impossible que la méthode que

____

(1) *De prolongatione vita ,* &c.

nous fuggère l'infcription romaine que
nous avons rapportée, puiffe nous conduire jufqu'à la connoiffance de ce grand
fecret. Pour découvrir le vrai degré de
vérité qu'elle peut renfermer, il convient
que nous commencions par examiner foigneufement la nature de l'haleine ou refpiration humaine ; du degré de force ou
de vertu dont elle eft fufceptible ; ainfi
que des grands effets que nous pouvons
en efpérer, en partant de ce que cette
infcription nous apprend, c'eft-à-dire,
de ce que le vieillard *Hermippus* a dû de
nourriffant & de reftaurant à l'haleine de
jeunes filles, ou en adoptant les variantes
de cette même infcription à celle de
jeunes gens, foit de l'un, foit de l'autre
fexe.

Pour procéder par ordre à la recherche de cette connoiffance, nous devons
d'abord confidérer ce qu'eft en effet ce
qu'on appelle haleine ou refpiration, &
nous faurons bientôt que de même que
c'eft par elle que l'homme jouit de la vie,

elle n'eſt rien autre choſe que l'air intérieurement attiré, qui après avoir paſſé à travers les poulmons, en reſſort pour être aſpiré de nouveau.

Je crois pourtant devoir prévenir le Lecteur, que je ne m'aſſervis pas ici aux termes employés par les Phyſiciens, ni que je donne dans l'affectation du langage technique pour lui préſenter mes idées ; le ſujet que je traite étant de nature à intéreſſer tous les hommes, mon ſeul but ſe borne à être entendu & facilement compris par toutes les claſſes qui en compoſent la généralité.

L'air, lorſqu'il eſt reçu dans nos corps, diſent pluſieurs Phyſiciens, *nourrit la lampe de la vie* ; mais tous conviennent, qu'il eſt la cauſe ou le moteur tant de la circulation du ſang, ainſi que des autres ſens, d'où dépendent & la ſanté & la vie. D'un autre côté, l'air que nous reſpirons, communément appellé l'haleine, doit en paſſant à travers les poulmons, ſe trouver fortement teint on imprégné des particules de ce même corps, à travers lequel il a paffé, & lorfqu'il fe mêle de nouveau avec l'atmofphère, doit lui communiquer certaines qualités qu'auparavant il n'avoit pas. Ceci femble fi raifonnable & fi également évident, que je le crois au-deffus de toute contradiction. D'où il doit réfulter, que dans un endroit où beaucoup de monde fe trouve renfermé, l'air qui eft commnu à tous, doit être fortement imprégné de leur haleine. Que fi par conféquent un vieillard eft, dans le cours de la journée, environné pendant plufieurs heures de plufieurs jeunes perfonnes, il doit néceffairement prendre une grande quantité de l'air qu'elles refpirent, ainfi que de ces mêmes particules qu'elle ont acquifes en paffant à travers leurs poulmons.

Pour mieux juger encore de cette matière, examinons d'abord l'action des odeurs en général fur le corps humain, & fur-tout, à cet égard, un très-exact & prudent écrivain, l'*Hippocrates* de notre

âge , & qui par la poſtérité ſera ſûre-
ment regardé comme le vrai père de la
phyſique moderne, lequel après avoir ex-
pliqué nettement en quoi conſiſte l'odeur
des plantes, & la façon dont elles s'exha-
lent, raiſonne ainſi : » De-là nous devons
» inférer que les diverſes, particulières, &
» ſouvent ſurprenantes vertus des plantes,
» peuvent non - ſeulement ſe répandre
» dans l'air , mais être portées par les
» vents juſqu'à une vaſte diſtance ; de .
» façon que nous aurions dû mettre en-
» core aujourd'hui au nombre des fables,
» ce que nous trouvons d'étonnant dans
» l'hiſtoire des plantes , ſur-tout à l'égard
» des ſurprenans effets de leurs émana-
» tions. L'ombre du noyer , par exemple,
» occaſionne le mal de tête & reſſerre
» le corps ; les émanations du pavot pro-
» voquent le ſommeil ; la vapeur du Frêne
» eſt mortelle pour ceux qui dormentſous
» ſon ombre , & l'odeur de la féve en
» fleurs long-tems reſpirée, porte le trou-
» ble dans les ſens. La forte action du

» foleil fur les plantes agit avec beau-
» coup d'efficacité fur l'atmofphère, par
» le moyen des efprits qu'elles répandent,
» & les vents les porte fouvent très-loin.
» L'ombre épaiffe des bois où les vapeurs
» font refferrées, occafionnent différen-
» tes maladies, même fouvent la mort à
» ceux qui en font leur réfidence, ainfi
» que l'atteftent nombre d'exemples dé-
» plorables, & fur-tout dans l'Amérique,
» abondante en arbres venimeux » (1).

Si la fimble odeur des végétaux a de
fi grands effets, n'en doit-on pas attendre de plus puiffans encore de celle des
corps animés ?

Quant à ceux de la refpiration humaine, nous favons, par expérience,
combien ils font extraordinaires. On croit
même affez généralement, que dans le
cas des maladies épidémiques, l'infection
en eft propagée pas les haleines corrompues (2). On prétend même, que de cri-

(1) *Boheraave*, Elem. Chœmie.
(2) *Hodges. de l'ect. Profp. Alpin. Hift. Nat. Ægyp.*

minelles gardes - malades ont été convain-
cues dans des tems de pefte, d'avoir ré-
cueilli foigneufement dans leur mou-
choir les derniers foupirs des mourans,
par le plus horrible des motifs. Or fi la
refpiration humaine eft fi fétide, fi nuifible & fi puiffante, pourquoi ne conce-
vrions-nous pas qu'elle peut-être de quelqu'efficacité dans les perfonnes dont la
fanté eft auffi franche que vigoureufe?
Prefque perfonne n'ignore combien la refpiration de la vache eft raffraîchiffante
& falutaire, & qui dès-là, doit être jugée
on ne fauroit plus faine; & comme la
fragrance des jeunes perfonnes élevées dans
un régime convenable, n'eft guère d'une
moindre pureté, ne peut-on pas raifonnablement préfumer qu'elle partage les
mêmes vertus?

Or, en appliquant ces principes à la
matière qui fait l'objet de notre differtation; il eft, je crois, dès long-tems convenu de la part des vrais initiés dans les
fecrets de la Nature, qu'il eft un mou-

vement auffi prefte que vivace dans le
fang des jeunes perfonnes, & auquel conformément aux loix de l'économie animale, font attribuées & la fanté & la vigueur. D'un autre côté, que le déclin de
ce même mouvement, & conféquemment
une circulation plus lente, qui par degrés
fe rallentit dans les moindres vaiffeaux,
eft la principale caufe de ces engourdif-
femens de nerfs, ainfi que de cette pénible laffitude & décroiffement de force,
qui eft la plus grande incommodité du
vieil âge.

Il n'eft donc point abfurde de penfer
que les chaudes, actives & balfamiques
particules que pouffent dans l'air les poulmons des jeunes gens, étant, pour-ainfi-
dire, pompées par un vieillard, puiffent
communiquer à fon fang, ainfi qu'à fa
circulation, un degré de jeuneffe rétroac-
tive, & qui par une conftante répétition,
peut prévenir ou écarter ces affligeantes
infirmités, auxquelles le vieil âge n'eft
que trop généralement expofé. De-là,

plus nous réfléchissons sur les effets que peut produire cette doctrine, plus nous nous attachons soigneusement à comparer les causes & les effets de la même nature, & plus nous croyons avoir lieu d'espérer des expériences propres à jetter encore un plus grand jour sur cette matière, plus nous recueillerons de satisfaction de la vérité de nos conjectures, & plus cette étrange invention d'*Hermippus* pourra devenir moins incroyable, sur-tout par les personnes aussi désintéressées qu'éclairées.

Je sais qu'il est nombre d'opinions aussi peu fondées que fantastiques, & depuis long-tems répandues chez le crédule vulgaire, eu égard au souffle ou respiration humaine; que plusieurs attribuent aux sorciers la puissance de nuire au moyen de la leur: très-ancienne superstition, (1) ainsi que le prouvent nombre d'ouvrages écrits sur cette matière, &

____

(1) *Psellus*, de Dæmon.

qui fubfiftoit dans le monde depuis bien des fiècles avant qu'elle fut renouvellée de nos jours en France, dans la fameufe affaire de la *Cadière* (1). On prétend également qu'il eft dans les *Indes* de prétendus Médecins qui, par leur fouffle feul, guériffent prefque toutes les maladies; mais les perfonnes fenfées ne font guère plus de cas de ces fortes de relations, que de ce que rapporte *Pline* même d'une autre nation *Indienne*, qui fubfiftoit vers les fources du *Gange*, qui n'avoit point de bouches, & ne vivoit que des faveurs les plus douces (2). On fent que ce ne font ici, ou que de vraies fictions, ou d'anciennes allégories, qui après un grand laps de tems, & peut-être au tems même où *Pline* écrivoit, n'étoient pas encore bien entendues

____

(1) *Voyez* les mémoires de ce fingulier procès, dans lefquelles la fafcination par l'haleine ou par le fouffle humain, eft très-amplement traitée.

(2) *Plin.* Hift. Nat., l. 7, c. 2. Cal. Rod. Ant. lect. liv. XIV, chap. 21.

dans leur vrai fens. Il recueillit ainfi plufieurs principes de la lecture des anciens Auteurs Grecs, qu'il auroit dû fentir être de même genre que ceux-ci, c'eft-à-dire, auffi fufpects & auffi peu fondés en raifon.

Il eft en Efpagne une race particulière, ou, comme le difent quelques Ecrivains, un ordre de Chevalerie, dont les membres font appellés *Salcita dores*, qui prétendent guérir les bleffures en foufflant fur le malade, & en prononçant certaines prières, qu'ils affirment avoir été enfeignées par Saint *Elmo* (1)

---

(1) *Delvio.* Majio. d'efquilit. v. 2, p. 3.

Notre Auteur a effectivement trouvé ce fait articulé dans celui qu'il cite. Mais ayant appris dans l'intervalle de la première édition de fon ouvrage & celle-ci, qu'on fe plaignoit de l'efpèce d'obfcurité que renfermoit ce paffage, il n'eft peut-être pas hors de propos de le mettre ici dans un plus grand jour :

Don Antonio de Solis, dans le vingt-troifième chapitre du cinquième livre de fon Hiftoire de la conquête du *Méxique*, après avoir raconté la remarquable défaite qu'éprouva *Hernand Cortès*, continue ainfi : » Les Efpagnols, » dans cette occafion, furent on ne peut plus fenfibles au » bienfait fingulier qu'ils reçurent de la part d'un fimple

Il est vrai que l'Eglise Romaine a condamné cette pratique, & que j'en fais autant ; mais il est pourtant une autre pratique, encore utile de nos jours, & qui a beaucoup de rapport avec celle-ci : c'est-à-dire, celle de souffler sur les personnes évanouies, pour les faire revenir à elles-mêmes, ce qui est regardé comme fort efficace, & comme partant des causes naturelles d'où font présumés partir ces effets. Ayons donc grande attention dans les cas de cette nature, à distinguer entre la raison & les propos vulgaires, entre les pratiques des charlatans & les raisons qui

---

» soldat, nommé *Juan Catalan*, qui sans autre remède
» qu'un peu d'huile & certaine bénédiction, guérit en très-
» peu de jours tant de blessés, que ces cures surprenantes
» ne furent pas envisagées comme naturelles. Le vulgaire
» les regarda comme l'ouvrage d'*Eusalmo*, sur le seul fon-
» dement que celui d'avoir entendu quelques passages des
» Pseaumes prononcées sur les soldats blessés : espèce de
» pratique que la bonne morale ne peut applaudir, & qui
» pourtant peut être quelquefois tolérée, après un sévère
» examen, n'étant pas raisonnable de supposer, dans un
» cas tel que celui-ci, que l'enfer ne pût être de part
» dans la façon de guérir tant d'Espagnols, sur-tout dans
» le tems même que leurs ennemis, par les suggestions de

dérivent des principes vraiment phyſiques
de gens inſtruits & de profond jugement.
Je ne nierai pourtant pas qu'il ne ſoit
des recettes populaires qui ont mérité
d'être adoptées par la ſaine phyſique, &
dès-là, digne d'être retenues : car, en cela
comme en chymie, leurs effets n'acquièrent de conſidération qu'autant que l'expérience leur en donne, ſur laquelle les
gens ſages raiſonnent, & aſſignent leur
uſage, quoique leur découverte ſoit due
à une toute autre eſpèce de gens : preſcrire raiſonnablement eſt une choſe ; être
heureux dans ce qu'on a preſcrit eſt autre

» leurs oracles, ne s'occupoient que des moyens de les
» détruire. » Il ne rapporte (dit-il, ce fait) que d'après
Bernal Dias de Caſtillo, qui en avoit été témoin oculaire.
Mais *Antonio de Herrera*, dans ſon Hiſtoire générale de
l'*Amérique*, attribue ces mêmes cures à *Catherine Rodriguez*. Il eſt vrai qu'un autre Auteur concilie ces différens
ſentimens, en aſſurant que *Juan Catalan* preſcrivoit la façon de guérir les bleſſés, & que *Catherine Rodriguez*,
qui étoit regardée comme un femme très-pieuſe, en ache-
voit la parfaite guériſon.

N. B. L'Auteur de la note a probablement ſous-entendu
que c'étoit par ſon ſouffle ſur les bleſſures, ce qui ne
pourroit que militer en faveur de ſon ſyſtême.

choſe.

chose. *Hoffman* & *Boherhaave*, différent on ne sauroit davantage entre *Paracelse* & *Van - Helmont*, qui pourtant dans leur genre, étoient deux hommes bien extraordinaires.

Je ne saurois imaginer que ce soit en raisonnant que notre *Hermippus* ait trouvé son remède contre le vieil âge & ses suites; je serois plutôt disposé à croire que c'est le remède qui l'a trouvé lui - même, & qu'en partant des effets qu'il en éprouvoit, il se trouva conduit jusqu'à la cause; & que se sentant fortifier & rajeunir par cette espèce de médecine, il a cru devoir nous en apprendre toute l'efficacité. D'où j'induis que si quelqu'un avoit la fantaisie de célébrer cette méthode à la façon des Anciens, & de nous en offrir l'histoire comme *Platon* eût pu l'écrire, j'augure qu'il pourroit nous l'exprimer de la manière suivante :

» Lorsque *Thysbé*, dans la naissante » fleur de l'âge, parée par les Graces, » instruite par les Muses, converse avec

» le vieux bon homme *Hermippus*, sa
» jeuneſſe ranime ſon âge, la vive flamme
» dont ſon jeune cœur eſt échauffé, com-
» munique ſa chaleur à celle du vieillard;
» chaque fois que l'aimable vierge reſpire,
» la douce vapeur qui s'échappe de ſon
» ſein, pleine de eſprits vivifians qui na-
» gent dans ſes veines de pourpre; de
» même que les eſprits attirent les eſ-
» prits, ces mêmes vapeurs ſe mêlent à
» l'inſtant, avec le ſang du vieil *Her-*
» *mippus*. De-là, paſſant à travers ſon
» cœur, corroborent ce même ſang, de
» façon que nous pourrions dire, preſque
» ſans métaphore, que les eſprits de
» *Thisbé* rendent la vie à ce vieillard.
» Car enfin, eſt-il rien de plus facile à
» concevoir, que cette tranſmiſſion, auſſi
» vivifiante que phyſiquement naturelle,
» ajoute une nouvelle chaleur aux ſens
» glacés de ſon vieil ami? de ſorte qu'*Her-*
» *mippus* poſſédant à-la-fois le reſte de
» force qu'il tient encore de la Nature,
» & empruntant les vives & fraîches va-

» peurs spiritueuses de sa jeune & char-
» mante *Thisbé*; trouvera-t-on trop mer-
» veilleux, dis-je, que celui qui réunit
» deux sortes de vie, peut vivre peut-
» être deux fois aussi long - tems qu'un
» autre homme ? »

Telle à-peu-près seroit présentée cette
image à nos yeux, si nous l'eussions ren-
contrée dans les écrits de quelque fameux
sage de la *Grèce*, & que presque sans
doute dans ce cas, on se feroit empressé
de l'orner de nombreux & laborieux commentaires.... Mais les *Romains* étoient
un peuple beaucoup plus grave, & se sont
contentés de nous offrir la vérité dans le
langage de la vérité, en présumant qu'il
devoit en être d'elle, comme des grandes
beautés faites pour plaire par elles-mêmes,
sans le secours des ornemens ambitieux
& recherchés de la coquetterie.

L'Histoire nous apprend que plusieurs
personnages notables, qui se sont occupés
de l'instruction de la jeunesse, & qui par
conséquent ont vécu dans sa compagnie,

font parvenus jufqu'à un grand âge. Que *Gorgias*, par exemple, le maître d'*Ifo-crates*, & d'autres éminents écoliers, a vécu jufqu'à cent huit ans ; que l'année qui précéda fa mort, quelqu'un lui ayant demandé dans fon école, comment il avoit pu fupporter fi long - tems dans une occupation fi tédieufe, le fardeau du vieil âge ? — Je ne regrette rien (répondit le fophifte) de ce que j'ai fait, & ne me reffent de rien dont je puiffe raifonnable-ment me plaindre : donc ma jeuneffe ne fauroit m'accufer, & je ne faurois accu-fer de rien ma vieilleffe (1). *Ifocrates*, fon écolier, dans fa quatre-vingt-quatorzième année, publia un ouvrage, auquel il fur-vécut quatre ans, fans manifefter aucune ombre de foibleffe, tant du côté de la mémoire que de celui du jugement, & mourut fans laiffer foupçonner la moindre marque qui pût nuire à la réputation qu'il emportoit du plus éloquent orateur de la

____

(1) *Plin.* Hift. N., l. 7, c. 48. *Val. Max.* l. 8, c. 13.

Grece (1). *Xénophile*, fameux Philofophe *Pythagoricien*, tint une école très-nombreufe jufqu'à l'âge de cent cinq ans, dans la fanté la plus conftante, & quitta ce monde fans en avoir connu les infirmités (2). *Nicolas Léonicenus* faifoit à *Ferrare*, des leçons de phyfique, à foixante - dix ans, & *Langius* affirme que lorfqu'il l'entendit étant dans fa quatre-vingt-feizième année, un étranger ayant demandé à ce profeffeur, par quel régime il avoit atteint un fi grand âge fans avoir paru vieillir ? ,, En remettant (répondit - il) une ado- ,, lefcence confervée chafte à mon âge ,, viril ,, (3). *Platerus* rapporte que fon aïeul, ci - devant inftituteur de plufieurs jeunes gentilshommes, avoit époufé à cent ans une femme de trente, & vécut encore fix autres années après le mariage de fon fils (4). Ces exemples peuvent con-

____

(1) *Plutarq. in vit. Ifocrat.*

(2) *Melchior. Adam. in vit. Geran. Mad.*, p. 141.

(3) *Plin.* Hift. Nat. , liv 7 , chap. 50.

(4) *Plater.* Obfervat. liv. 1 , pag. 233 , &c.

E 3

courir à prouver combien la compagnie des jeunes gens peut être un effet salutaire aux perfonnes âgées.

Le célébre *Louis Cornaro*, fi généralement connu par fon excellent ouvrage fur *l'utitité d'une vie réglée & fobre*, dit entr'autres chofes, en parlant de lui-même : » Que lorfqu'il commença fon régime, il prit chez lui onze jeunes neveux, tous enfans du même père & de la même mère, tous de figure aimable & d'une bonne conftitution, qu'il prit la peine d'élever lui-même ; & ajoute, que lorfqu'il revenoit du fénat, il jouiffoit de la joie innocente, & des jeux également innocens, ainfi que des propos de cette aimable jeuneffe : » Quelques-uns des » moins jeunes (dit-il) m'entretenoient fort » agréablement ; ils favoient la mufique, » jouoient du luth, l'accompagnoient de » leurs voix, & très-fouvent j'y joignois » la mienne, qui eft aufli claire, aufli » forte & aufli douce qu'elle le fut jamais. » J'ai même compofé pour eux une comé-

» die, dont les scènes sont aussi variées
» qu'inoffensives, quoiqu'aussi pleines de
» railleries que de gaîté. La comédie,
» comme on fait, est l'enfant de la jeu-
» nesse, comme la tragédie est celui de
» l'âge mûr ; la dernière, eu égard à sa
» gravité, lui convient beaucoup mieux ;
» au lieu que l'autre, par son caractère
» aussi gai qu'agréable, a plus droit de
» plaire à la jeunesse. Et si l'ancien Poëte
» Grec, quoique de dix ans plus jeune que
» moi, s'est rendu si célèbre pour avoir fait
» une tragédie, pourquoi serois-je estimé
» moins heureux, ou me le croirois - je
» moi-même, pour avoir composé & pu-
» blié une comédie ? sur - tout quand je
» suis bien convaincu que ce même Poëte,
» bien que de dix ans plus jeune que
» moi, n'étoit pas mieux partagé du
» côté de la santé, que d'une imagina-
» tion plus vive & plus gaie. (1).

____

(1) *Vide Cornaro*, sur *l'utilité d'une vie réglée &*
sobre. Page 33.

E 4

Francis Secardi Hungo, vulgairement comme sous le nom de *Huppazoli*, étoit Consul de l'Etat de *Florence*, dans l'isle de *Sçio*, où il mourut au commencement de l'année 1702, à l'âge de cent quinze ans. Cet homme singulier, né à *Casal* dans le *Montferrat*, marié jeune dans l'isle de *Sçio*, & fort adonné au sexe, eut cinq femmes, & quinze ou vingt concubines, toutes jeunes, belles, & dont il eut quarante-quatre enfans, tant fils que filles, qu'il éleva lui-même avec les soins les plus tendres, & qu'il ne quittoit jamais, tant que ses affaires n'exigeoient pas absolument son absence de chez lui. Jamais il ne fut malade; sa vue, son ouie, sa mémoire, ainsi que son activité, étoient la chose du monde la plus surprenante; il faisoit journellement la valeur de huit milles de chemin, & toujours à pied. Ses cheveux, très-longs, très-abondans, & très beaux, blanchirent à l'âge de quatre-vingt ans, mais redevinrent noirs, ainsi que ses sourcils & sa barbe, vers sa centième année. A cent dix ans il perdit toutes ses dents ; mais dans l'année qui précéda sa mort, il lui en pouſſa deux , qui le firent beaucoup ſouffrir. Sa nourriture conſiſtoit ordinairement en quelques cuillerées de bouillon , & d'un peu de viandes roties ; ſon déjeûner & ſon ſouper , en pain & en fruits ; ſa boiſſon , toujours conſtamment la même , étoit de l'eau diſtillée , ſans jamais ombre de mélange , ſoit de vin , ſoit d'une autre eſpèce de liqueur. Sa probité étoit intacte , ſes talens très-étendus , ſon caractère franc & gai , ſouvent même plaiſant par la vivacité de ſes réparties , mais toujours ſobre , quelle que fut l'occaſion de l'être moins. Tel étoit , en un mot , l'heureux & reſpectable vieillard dont nous parlons , au rapport de tous les voyageurs qui ſe ſont trouvé dans le cas de le connoître (1).

Le lecteur préſume ſans doute aiſément, que l'article ſur lequel j'inſiſte dans ce ré-

____

(1) *Voyez* entr'autres *Tournefort*, dans ſes voyages , &c.

cit , eft celui de s'être prefque toujours plu dans la compagnie des jeunes gens, dont il étoit prefque continuellement environné, & fur-tout des jeunes filles. Car quoique ni lui même, ni aucun autre que je fache, ait jamais férieufement remarqué que cela pût contribuer à prolonger la vie, le fait pouvoit ne pas être moins conftant, quoique perfonne ne l'eût obfervé.

Donc il eft d'autant plus utile à l'appui de mon projet, que je m'attache à recueillir, ainfi qu'à mettre fous les yeux de mes Lecteurs, tous les faits dignes d'être cités en pareil cas : c'eft - à - dire, ceux dont les autorités qui les conftatent, font à l'abri de toute efpèce de critique ou de cenfure raifonnablement fondées. Ainfi, l'on me pardonnera fans doute, en ajoutant ici quelques faits de la même efpèce, & dont la connoiffance m'eft furvenue depuis la première édition de cet ouvrage.

Frédéric - Armand de Schomberg , l'un des plus grands Capitaines du dernier

siècle (1), qui par son mérite & ses qualités personnelles, s'éleva dans un plus
haut rang qu'aucun de ses comtempo-
rains, puisqu'il fut Maréchal de France,
Généralissime des troupes de l'Electeur de
Brandebourg, Duc & *Grand* de *Portugal*,
Duc & Pair en *Angleterre* & en *Irlande*,
& Chevalier de la Jarretière au moment
de sa mort; tout le monde sait qu'il fut
tué à la bataille de la *Boyne*, après avoir
passé la rivière à cheval, & ramené un
régiment qui avoit pris la fuite, avec
toute la vigueur d'esprit d'un jeune &
vaillant homme. Quoiqu'il eut alors quatre-vingt-deux ans, il n'en étoit ni moins
courageux, ni moins actif, ni moins capable de fatigue, ni moins poli dans l'ad-
ministration militaire qui lui étoit con-
fiée. Son propos coutumier & favori, étoit
de dire : Que dans sa jeunesse il aimoit à
converser avec les vieillards, pour acquérir de l'expérience ; & que dans la vieil-

____

(1) *Germ. mémoirs. Of Maresch. Schomberg.*

leſſe, il recherchoit la compagnie des jeunes gens, *pour tenir ſes eſprits en action.*
(Telle eſt la raiſon pourquoi je le cite,
car rien ne le diſtingua plus que cette activité qu'on admiroit ſur-tout en lui.) Sa
figure d'ailleurs, étoit agréable, & ſur-
tout à cheval; il danſoit, marchoit bien,
& loin de ſe reſſentir d'aucune des incommodités de la vieilleſſe, tant relativement au corps qu'à l'eſprit, même dans
les exercices les plus violens , il faiſoit
tête à la jeuneſſe la plus leſte , & les
délices des compagnies les mieux choiſies.
L'hyver avant qu'il trouvât la mort en *Irlande*, ſe promenant au *parc* de *Londres*,
environné de beaucoup de jeunes officiers,
un vieil & grave *Pair* lui ayant témoigné
ſa ſurpriſe de le trouver en pareil compagnie : ʺ Pourquoi donc , Mylord ? (ré-
ʺ pondit *Schomberg*) ignorez-vous qu'un
ʺ bon général doit toujours , tant qu'il
ʺ peut, retarder ſa retraite ? ʺ On conviendra probablement , que la fréquenta-
tion des jeunes gens qu'il aimoit, n'a peut-

être pas peu contribuée à entretenir le tempérament de ce brave & refpectable militaire, ainfi que la gaieté de fon humeur ; & d'autant plus, que rarement avares de propos lorfqu'ils imaginent pouvoir parler librement, de-là doivent être dérivés tous les avantages d'un balfamique & falutaire atmofphère compofé de leurs différentes haleines, qui probablement l'a défendu pendant plufieurs années contre les inconvéniens de l'âge, & entretenu dans fa bonne humeur, ainfi que dans les exercices attachés aux principaux grades militaires.

Quoique ce Général fût *Allemand*, fa qualité de *Pair d'Angleterre* rappelle à ma mémoire une autre perfonne illuftre, quoique dans un autre genre, qu'on peut regarder comme fon *pendant*, eu égard à l'âge ainfi qu'au caractère, & qui ne ceffa de vivre que deux ans avant lui. C'étoit notre célébre *Poëte Waller*, qui, à l'âge de quatre-vingt ans paffés, écri-

voit encore avec toute la chaleur & l'aimable facilité d'un génie naissant, à son
premier essor (1).

C'est de M. *de Saint-Evremond* même
que j'ai appris la grande affection qu'avoit
Waller, pour la société des jeunes gens.
Il avoit été remarquable dans sa jeunesse,
plutôt en qualité d'admirateur qu'en général amateur du beau-sexe. Quoique
sa morale fut intacte, ainsi que sa conduite, toujours aussi sage & aussi galante
que ses vers, il aimoit (dit-il) à se chauf-
fer aux rayons de la béauté, & ne se

____

(1) Dans une lettre de *Saint-Evremond* à la *Fontaine*,
on trouve le passage suivant : » *M. Waller*, dont nous
» pleurons la perte, a joui de toute la vigueur de son
» esprit jusqu'à l'âge de quatre-vingt-deux ans. Très-peu
» de tems avant sa fin, il avoit fait le voyage de *Wind-*
» *sor*, pour consulter *Sir Charles Scarsborrough*, sur une
» douleur qu'il ressentoit à la jambe. Je viens à vous (lui
» dit-il) comme à un ancien ami, ainsi que comme à un
» fameux Physicien, pour vous demander ce que cette tu-
» meur signifie ? ---- Pour vous parler vrai, (lui répondit
» *Sir Charles*) elle veut dire que votre sang ne veut pas
» circuler plus long-tems. Ce qui surprit si peu M. *Waller*,

croyoit jamais plus heureux , même à quatre-vingts ans paſſés , que lorſqu'il ſe voyoit au milieu d'un cercle des plus jeunes , des plus vives & des plus belles femmes de la cour. Ce n'étoit pas en lui ce qu'on appelle , une impertinante affectation partant du ſouvenir de ſes plaiſirs paſſés , car les mêmes ſaillies d'eſprit , & la même innocente vivacité de ſa converſation , le diſtinguoient toujours au point de le faire rechercher avec le même empreſſement que s'il n'eut vieilli.

C'eſt ſans doute ſur cette inclination connue pour les jeunes & jolies perſonnes du ſexe , qu'il fut complimenté par un

---

>> qu'après avoir répété certain paſſage de *Virgile* , appli
>> cable à la circonſtance , il le paraphraſa , peu de jours
>> après , en très-beaux vers >>.

Il eſt aſſez étonnant , que notre Auteur en citant ici *Saint-Evremond* , ne nous l'apporte pas comme un autre exemple de ceux qui ont vécu juſquà un grand âge , en conſervant leur premier caractère. Il a probablement penſé ne devoir pas le citer comme autorité favorable à ſon ſyſtême , attendu que ce vieillard étoit ſujet à de grandes infirmités , & que jamais il n'affecta de rechercher la compagnie des jeunes perſonnes.

Poëte François, dans une espèce de ma-
drigal, qui finit à-peu-près ainsi : (1)

> Tes heures coulent chez les belles,
> Sans qu'il en coûte à ta raison ;
> Et parmi tant de fleurs nouvelles,
> Tu ne connois qu'une saison.

Nous voyons les miracles qui s'opèrent
aux bains d'*Aix - la - Chapelle*, aux eaux
de *Spa*, ainsi qu'à celles de *Pyrmont*,
relativement aux affections hiſtériques &
ſplénétiques. Eſt-ce pourtant, en effet,
ſeulement à ces eaux & à ces bains, qu'on
doit attribuer la guériſon de tant de
maladies ? Peut - on croire que la compagnie, les divers amuſemens, l'exercice néceſſaire, tout cela joint à un
régime convenable pour en favoriſer les
effets, n'aient pas une influence conſidérable ſur le rétabliſſement des malades ?
Et s'il n'en étoit pas ainſi, ne ſeroit - il
pas un peu difficile d'aſſigner la raiſon

---

(1) L'Auteur en a fait deux grands vers anglois, que le
traducteur a cru ne pouvoir rendre clairement, que par
les quatre petits qu'on vient de lire.

pourquoi

pourquoi les mêmes perfonnes y retour-
nent fi fréquemment. Mais, ou c'eft qu'elles connoiffent ou plutôt qu'elles fentent
tout le bien qu'elles en reçoivent, & dès-
là, font moins envieufes de favoir quelle
eft la vraie fource d'où procède le bien
dont elles jouiffent.

Mais le dernier exemple que je me
borne à rapporter ici, tend encore plus
directement au but que je me propofe.
Surquoi, fans autre efpèce d'introduction,
j'entre de plein vol en matière.

J'ofe dire avoir la preuve, fondée fur
une autorité non-récufable, qu'un fei-
gneur *François*, qu'il ne m'eft point permis de nommer ici, a fait ufage du fecret
de notre *Hermippus*, en gardant conftamment, fous prétexte de charité, dans
fon hôtel, dix ou douze jeunes filles,
dans la compagnie defquelles il étoit prefque toujours; & par ce moyen s'eft main-
tenu dans la pleine jouiffance, non-feulement de la fanté, mais des facultés de
l'efprit, ainfi que de l'humeur & du com-

merce le plus agréable , jusqu'à l'âge de quatre-vingt-dix ans. On ajoute même, qu'il eût pu vivre encore quelques années, sans un scrupule dont quelqu'un lui frappa la tête , c'est-à-dire , qu'il pouvoit être quelque chose d'irréligieux dans cette pratique ; sur quoi, après avoir congédié ses espèce d'anges gardiens , il n'avoit pas tardé à tomber dans un état de langueur qui , trois mois après, l'avoit mis au tombeau. Mais (dira-t-on) comment parvint-il à connoître cette méthode ? Est-ce par information, par observation, ou par intuition ? c'est ce que j'ignore ; mais le fait n'en est pas moins aussi sûr, que bien connu.

Le fameux Maréchal de *Villars* , se plaisoit aussi (dit-on) beaucoup dans la compagnie des personnes de cet âge, & affectoit de vivre avec les jeunes gens , ce qu'il disoit tenir de l'envie d'oublier qu'il devenoit vieux. Sur quoi, quelqu'un lui répondit agréablement: » Qu'il n'étoit » pas au pouvoir de ses ennemis de s'en

„ fouvenir. „ Il ne tint pourtant que trop rigoureufement à ce fentiment d'amour-propre, car dans fa dernière campagne, quoiqu'il commençât à fe repentir vifible-ment des infirmités de l'âge, il tâcha de le déguifer, au point que fignalant toute fa chaleur martiale, en attaquant un redoutable efcadron des troupes enne-mies, avec les gardes du Roi de *Sardai-gne*; ce Monarque, auffi poli qu'étonné, ne put s'empêcher de lui dire : „ Je re-„ connois à peine l'expérience d'un vieux „ Général, en admirant en vous toute „ l'ardeur d'un jeune Officier! „ A quoi le Maréchal répondit, fur le champ : „ La lampe même femble fe piquer de „ luire plus encore, au moment qu'elle „ eft prête à s'éteindre. „ Et il eft vrai que ce fut le dernier de fes exploits.

Mais pour revenir à mon fujet, que je tâche de placer dans un jour affez favorable, pour que la vérité puiffe tirer avantage des ornemens que je cherche à lui donner, fans rifquer de l'éclipfer par

des fictions auffi peu naturelles qu'inuti-
les (1), je penfe & peut - être avec
quelque efpèce de fondement, que tout
ce qui eft au nombre des probabilités,
peut être raifonnablement préfumé croyable ; qu'en tout ce qui peut être préfumé
fans abfurdité, un Auteur a droit de le
fuppofer pour fervir à l'appui de fon hy-
pothèfe ; & ceci fuffit, je crois, pour
me mettre à l'abri de toute cenfure amère,
fur-tout quand tout lui prouve que mon
intention n'eft autre que celle de l'inf-
truire en l'amufant. Mon fujet eft gai, &

---

(1) Nous croyons pouvoir concourir au but que l'Auteur
fe propofe d'atteindre, en ajoutant deux faits du même
genre, à ceux qu'il vient de rapporter, & qui ne nous
font parvenus que depuis la première édition de cet ouvrage.

'Le Lord Maréchal, *Comte de Stair*, qui fe fit toujours
remarquer, à beaucoup d'égards, le fut entr'autres chofes,
comme ayant confervé toute la vivacité de fon efprit &
de fa bonne humeur jufques dans le plus grand âge ; pour
avoir toujours cherché la compagnie des jeunes perfonnes
avec lefquelles il étoit toujours auffi gai qu'obligeant, &
dont il ne ceffa jamais d'être également chéri. L'autre fait
dont il s'agit, eft encore plus favorable au fyftême de
notre Auteur.

mes argumens ne feront peut-être d'aucun poids auprès de ceux qui ne le font guère : la première de nos facultés & la plus fujette au décroiffement, eft celle de l'imagination ; dès-là, celui qui tâche de trouver le moyen d'écarter les ennemis du vieil âge, doit animer, égayer fon fujet, prouver qu'il a le pouvoir de créer, ainfi que les Poëtes, en érigeant une apparence de ce Paradis, qui eût été le partage de l'homme durant fon féjour icibas, s'il ne l'eût, dès long-tems, perdu par fa propre fottife.

Je vais donc fuppofer que notre *Her-*

---

* Tout le monde a ouï parler de *M. Colverly*, fameux maître d'une école de jeunes demoifelles, dans *Queen-Square*. Il conferva fa fanté, fa vigueur, l'amabilité de fon caractère, fon bon fens & fa gaieté, jufqu'au-delà de fa centième année, & difoit en riant, lorfqu'il entendoit des perfonnes de quarante ans moins jeunes que lui, touffer, cracher & fe plaindre : » Il eft bien dur d'avoir à vivre » avec de vieilles gens! ».

Ce vieillard, après avoir quitté fon école, n'y furvécut pas long-tems, & l'on prétend que lui-même penfoit, non-feulement vivre, mais encore jouir de la vie, s'il l'eût gardée quelques années de plus.

mippus étoit, ou Régent, ou Directeur, d'un collège de jeunes vierges ; car puisque l'inscription ne nous apprend pas ce qu'il étoit, on peut nous accorder la liberté d'une conjecture raisonnable. Je conçois ensuite cette école, comme uniquement fondée en faveur de leur éducation, & dès-là susceptible d'avoir été successivement composée d'une constante succession de jeunes filles, depuis l'âge de cinq ou six ans, jusqu'à celui de treize ou quatorze. J'imagine également qu'il étoit de règle, tant pour la santé que pour leur instruction, qu'elles se levassent en toutes saisons, d'assez bonne heure. Que dans le printems, ainsi que dans l'été, elles pussent jouir du plaisir de la promenade, ainsi que du plaisir rafraîchissant qu'offrent alors les différentes beautés de la Nature, bien entendu que ce fût toujours dans la compagnie de leur directeur, qui peut-être étoit obligé de les entretenir durant ces mêmes promenades, d'historiettes ou de contes gais

& moraux, à portée de leur intelligence & de leur âge. Si ce prétendu régime extraordinaire n'étoit pas du goût délicat de la prudence de quelques perfonnes, qu'on me permette du moins d'obferver qu'il étoit d'ufage dans l'ancienne *Grèce*, & qu'il l'eft encore aujourd'hui chez les *Orientaux*. Les contes *Miléfiens* ou *Arabes*, dans lefquels toutes les richeffes de l'imagination, quoique dominantes, & pourtant femées de vérités auffi judicieufes que morales, font toujours faits pour plaire en inftruifant, & fur-tout plus à la portée des jeunes perfonnes du fexe que les fermons les plus éloquens. Les femmes, en général, font toujours gouvernées par la force de l'exemple, ou, pour s'exprimer d'une façon plus moderne, par ce qu'on appelle *la mode*. D'ailleurs un des grands avantages des fiĉtions fur les hiftoires fondées fur des faits, eft que nous approprions les premières aux circonftances qui l'exigent, tandis qu'on ne peut qu'en altérant ou en trahissant la vérité, déguiser ni tronquer les secondes.

Après nous avoir pardonné cette petite digression justificative, je reviens à nos jeunes écolières, & suppose toujours, & ajoute que dans l'hyver, après les exercices pieux du matin, les aimables pupilles pussent s'amuser & être amusées dans un appartement entretenu dans un degré de chaleur convenable ; & de cette sorte ouvrissent la journée avec cette gaieté douce & cette vivacité d'esprit, également agréables & pour elles & pour le vieux bon-homme de tuteur.

Après ce premier exercice du matin, je continue de supposer qu'*Hermippus* & ses élèves se retiroient chacun de leur côté, pour se baigner, s'habiller, se mettre en un mot en état de plaire, & à elles-mêmes & à leur vieil ami. On sait à quel point les Anciens ont aimé & cultivé l'usage des bains onctueux, & combien ils étoient salutaires, sur - tout pour les personnes âgées ; que les physiciens *Arabes* les ont tous preſcrits une fois la ſemaine, ou au moins tous les dix jours , & enſuite le reſtaurant de quelques mets chaud , & modérément épicé. Car on doit être convaincu que tout ce qui tend à la propreté du corps, ainſi qu'à ſes autres avantages extérieurs , en rendant les vieillards plus gais & plus agréables à leurs yeux mêmes, ainſi qu'à ceux des perſonnes avec leſquelles ils ont à converſer, ne contribuent pas moins à conſerver en eux cette ſoupleſſe dans les membres , ſi fréquemment attaquée dans le déclin de l'âge. On ſait également que l'élégance dans l'ajuſtement , & l'extrême propreté du corps, doivent être de conſéquence, pour les rendre encore plus utiles & plus précieuſes pour l'uſage dont il s'agit dans le cas dont nous parlons. Vers midi , je crois voir *Hermippus*, auſſi gaiement que ſa conſtitution peut le lui permettre , rejoindre ſon cher petit troupeau, & s'en voir accueilli avec cette vive & franche gaieté ſi naturelle à la jeuneſſe que la

reconnoiſſance inſpire. Qu'une courte & lé-
gère converſation précédoit un léger & bon
dîner, dont chacune de nos pupilles, en
ſe livrant, mais ſans excès, à ſon appétit
ainſi qu'à ſon goût, fourniſſoit encore un
nouveau plaiſir à leur vénérable tuteur, ſur-
tout lorſqu'un petit feſtin ſe trouvoit aſſai-
ſonné par la naïve expreſſion des ſentimens dontelles ſe trouvoient animées, tant
par la liberté de la table, que par la
gaieté des hiſtoriettes & des propos qui
s'y débitoient. Qu'une muſique vocale &
inſtrumentale, ſuccédoit à ce repas. De-là,
ſi le tems le permettoit, une promenade
champêtre ; au cas contraire, quelques petits & gais exercices dans l'intérieur, ſouvent pouſſés au point d'animer & de colorer
la phyſionomie, mais jamais juſqu'à la
ſueur, & moins encore juſqu'à la fatigue.

La ſoirée, avec une telle compagnie,
ne pouvoit manquer d'être joyeuſement
employée. Qu'enſuite, ces jeunes perſonnes, après avoir employée tout le jour

d'une manière aussi utile à la santé du corps, ainsi qu'à l'agrément de l'esprit, pouvoient se retirer dans leur dortoir, où chacune d'elles avoit leur petite cellule, pour y goûter les douceurs d'un sommeil que rien n'avoit le pouvoir de troubler. Dans une communauté de cette espèce, & sous un régime aussi doux que celui des nymphes de *Diane*, affranchies de toute espèce de soins & d'inquiétudes, dès-là toujours aussi fraîches qu'enjouées, peut-on croire qu'un vieillard pût ne point passer non - seulement d'heureux jours, sans voir souvent son ame attristée par l'accablante image de la mort? Pourroit-il n'être pas convaincu des effets que produiroient sur lui les douces & restaurantes exhalaisons répandues dans un tel atmosphère, loin du tumulte & des affaires d'un monde trop dissipé pour se piquer des attentions dues à la vieillesse? Sans passions, & vivant, pour-ainsi-dire, pour lui seul, connoîtroit-il d'autre peine que celle de se voir de tems en tems séparé

de quelques-unes de ſes écolières ; mais
dont l'arrivée d'une autre ne pourroit tarder à l'en conſoler ? Telle eſt enfin, chers
Lecteurs, le tableau conſolant que mon
imagination me trace aux approches de
ma vieilleſſe, & dont mon imagination
trouve quelque douceur à ſe repaître, tant
pour moi-même, que pour tout le bien
qui pourroit en réſulter pour mes ſem-
blables !

On m'objectera peut-être encore, que
ni chez les Romains, ni chez aucune
autre nation, nous ne trouvons ni l'idée,
ni moins encore la réalité d'aucun collège
de cette eſpèce.

Mais ſi notre *Hermippus* (en partant
de l'inſcription latine) fût en effet ou
peut-être ſuppoſé, ne fût-ce que pour
un inſtant, avoir été ſuſtanté dans ſon
vieil âge par le remède dont il s'agit,
pourrions-nous ne pas chercher à nous
faire une idée de la façon dont il a pu
s'y prendre, pour pouvoir parvenir auſſi
aiſément que conſtamment à réaliſer cette

agréable & très-confolante reffource ? Et fi la méthode que je viens d'en tracer m'offre un apperçu auffi probable qu'exempt d'abfurdité, ne fuffit-il pas à mon objet que la chofe pût en effet avoir été exécutée ?

Eh! qui fait même fi quelqu'autre pinceau plus frais & plus brillant, en partant de cette foible ébauche d'interprêter l'infcription dont il s'agit, ne parviendra pas bientôt à la rendre encore plus fimple, plus vraifemblable, & dès-là d'autant plus féduifante, & plus vraiment utile ? J'en ferai ravi, je le jure ! & m'applaudirai toujours de ce que les premières notions que j'aurai ofé hafarder fur cet objet, aient pu fervir de bâfe aux efforts de celui qui démontrera mieux la poffibilité de l'exécution d'une pratique, auffi neuve peut - être, que favorable à l'humanité.

Mais, pourra-t-on dire encore, les exemples que je rapporte de ceux qui ont long-tems vécu dans le commerce des

jeunes gens, ne touchent pas au point
que vous avez projetté d'atteindre, puiſque la plupart d'entr'eux ont avoué ne
l'avoir peut-être due qu'à de jeunes garçons? Mais cette objection porteroit à faux,
puiſque le crédit de l'inſcription ne ſub-
ſiſteroit pas moins ; puiſque pluſieurs ſavans attribuent la choſe aux jeunes garçons, quoique j'aime à l'interprêter aux
jeunes filles, par des raiſons dont je me
réſerve à rendre compte. Je dirai pourtant, en attendant, qu'en ſe réduiſant à
cette objection, il faut en même-tems
admettre la ſingulière efficacité de la reſpiration des jeunes *garçons*, qui, bien
conſidérée, militeroit du moins bien fortement en ma faveur : puiſque s'il exiſtoit
en effet une telle efficacité dans la reſpiration des jeunes *garçons*, ſur quel fondement pourroit-on regarder ma ſuppo-
ſition, eu égard aux jeunes filles, comme
moins raiſonnable ? Dès-là, tout ce qui
favoriſe l'hypothèſe du pouvoir de la reſpiration des jeunes perſonnes en général,

ne peut tendre qu'à fortifier ce que j'ai dit jufqu'à préfent fur ce fujet. Quant aux circonftances particulières qui me portent à accorder la préférence aux jeunes filles, c'eft mon affaire de les déduire, & je compte ne pas tarder à m'en acquitter.

Qu'on me permette, en attendant, une remarque à faire en faveur de ma fiction concernant le *collège des jeunes vierges* : c'eft que nos plus grands & plus graves Auteurs ont cru ne pouvoir être blâmés en employant des defcriptions de cette efpèce par-tout où elles pouvoient être agréables, & fur-tout néceffaires au fujet dont il avoient à traiter. Le célèbre & favant *Thomas Morus*, a tracé un fyf- tême de politique dans fon *Utopie*, uni- verfellement connue (1). *Barclay*, dans

---

(1) Il y a eu quelques difcuffions littéraires, par rapport à la première édition de cet ouvrage. Le fameux *M. Mat- toire* a imaginé qu'il en étoit une dès l'année 1516. La pre- mière édition porte pour titre : *De optimo republicæ ftatu, de novâ infulâ Utopiæ, Thomæ Mori Libri duo,*

son *Argenis*, s'est donné le même plaisir, & nous en a fait beaucoup ; & le grand Chancelier *Bacon*, nous a donné la plus belle des fictions dans l'*Atlantis* (1), lequel ouvrage, ou je me trompe fort, a donné naissance à la Société Royale de Londres.

Je ne dois pourtant pas dissimuler deux autres objections qui ont été faites à ma doctrine par l'ingénieux *M. Nemning* (2).

Si (dit ce savant Allemand) votre sys-

---

quibus *prefiguntur Epistolæ* DESIDERII ERASMI, GUL. BUDEI, PATRI ÆGIDII, *ac in fine adjuncta* HIERON. BUSLIDII *Epistola. Basileæ.* Joan. Forban. 1518, in-4° & qui depuis a été souvent réimprimée. Elle a été traduite en Anglois par *Ralph. Robinson*, en 1557, depuis par l'évêque de *Burnet*, en 1683 ; en italien en 1548, & trois fois en françois.

(1) L'observation de notre Auteur est assez juste : *Abraham Cowley* a emprunté l'idée d'un collège philosophique de l'*Atlantès de Bacon*, & c'est à *Cowley* que la Société Royale a du ses commencemens.

(2) Chanoine d'*Areden*, qui actuellement fait paroître en Allemagne un ouvrage in-4°., intitulé : *Monumenta Monasteriensia*, qui contient les éloges de tous les grands hommes nés dans le diocèse de *Munster.*

tême

têmc eſt fondé ſur la vérité ; s'il eſt en
effet quelqu'efficacité , comme vous le
penſez , dans le ſouffle ou la reſpiration
des femmes , & ſur-tout des jeunes filles ,
comment ſe peut - il que tant d'hommes
célèbres , faits pour avoir acquis cette pré-
cieuſe connoiſſance , ne ſoient point parvenus juſqu'au plus grand âge ? Surquoi il
propoſe deux queſtions : pourquoi , par
exemple , *Salomon* , dont les femmes &
les concubines furent ſi nombreuſes , &
qui , plus que probablement , étoient jeunes , belles , & bien gardées ; pourquoi ce
Salomon , ajoute - t - il , n'a - t - il pas vécu
au-delà du terme ordinaire de l'âge des
hommes , tandis que l'Ecriture nous apprend qu'il n'atteignit pas même le terme
vulgaire des hommes d'aujourd'hui ?...
Telle eſt la première objeƈtion ; & l'on
doit avouer que *M. Numning* l'établit
bien modeſtement ; car indépendamment
de ceux-ci , *Salomon* avoit encore bien
d'autres avantages : il étoit , indubita-
blement , un grand Philoſophe , un ex-

cellent Naturaliste , & possédoit parfaitement l'art d'user sensément de la vie. A quoi je dois ajouter , que plus d'un écrivain l'a cru profond Anatomiste , Physicien , même Chymiste ; de sorte que s'il n'alla pas jusqu'à sa soixante-dixième année , lui possesseur d'une si grande puissance , de si immenses richesses , d'un degré de sagesse dont jamais autre homme que lui ne fut doué ; quelle raison peut faire supposer que ceux qui, à tous égards, sont au-dessous de lui , aient acquis la connoissance de ce qui lui fut certainement caché ?

Tel est l'objection rapportée aussi clairement que franchement , car notre intention ne fut jamais de surprendre, ni de tromper nos Lecteurs , mais uniquement en lui proposant nos idées, de tâcher de les satisfaire. Notre but, en un mot, n'est ni ne fut jamais, d'orner d'un faux vernis de véracité notre opinion particulière , mais de rectifier nos propres idées à l'aîde du flambeau de la vérité.

La feconde objection de *Numning* eft fondée fur le ferrail des grands Seigneurs, ou Sultans des Turcs.

Pourquoi (dit-il) les gens puiffans de cet Empire , qui fous leurs loix , ont un fi grand nombre de jeunes & belles femmes, ne vivent-ils pas plus que le vulgaire des hommes ? ou plutôt pourquoi , puifqu'ils font poffeffeurs de ce prétendu baume de vie, meurent-ils plutôt que les autres ? &, qui plus eft , dans un pays où l'on trouve plus de vieillards que par-tout ailleurs ?

Cet eftimable critique auroit pu fans doute fortifier encore fon objection , en l'étendant jufqu'aux *Shâhs* de Perfe, aux *Kams* de Tartarie, au grand *Mogol*, & à tous les autres Princes Orientaux, qui également jouiffent des mêmes avantages que le Sultan des Turcs.

Je ne crains pas , comme on le voit, de donner le plus grand poids à tout ce que m'objecte ici *M. Numning*, attendu que fi je me trouve en état d'y répondre aussi franchement que clairement , ma doctrine sera dans le cas de paroître, sinon absolument fondée , du moins plus probable encore , & plus agréable à la vérité , que si ces mêmes objections ne m'eussent jamais été faites. Car la vérité n'a jamais plus d'attraits, que lorsqu'elle est examinée sur les différens jours où elle peut être placée. Plus elle nous coûte pour l'approfondir , plus nous entrevoyons son excellence , & plus nous goûtons le plaisir de l'avoir trouvée ; tandis que la fausseté , quelque séduisante qu'elle puisse être , quand elle s'offre à nos yeux parée de tous les ornemens & de tous les prestiges de l'art , ne peut long-tems tenir contre une recherche aussi exacte qu'impartiale.

L'histoire de *Salomon* est très-amplement rapportée dans les livres saints, & les circonstances qui s'y rencontrent nous mettent tellement au fait de la vie privée de ce Prince, que nous ne pouvons que trouver étonnant qu'il ait si peu vécu. Il

étoit fans doute le plus fage des hommes ,
& nous en avons dans fes écrits les témoignages les plus convainquans ; il étoit
grand politique , amateur éclairé des arts,
& le premier des littérateurs de fon tems.
Mais nous ne voyons pas moins qu'il
étoit extrêmement voluptueux , que la
fcience & les plaifirs l'occupoient tellement, tour-à-tour , qu'il eut defiré pouvoir pouffer fes recherches jufqu'au-delà
des bornes de la Nature ; que lorfqu'il s'y
trouvoit arrêté , il pouffoit le dépit au
point de fe plaindre amèrement des fatigues & de l'ennui que lui caufoit l'ardent
& vain defir de fervir encore davantage. Pour calmer cette pénible inquié-
tude fur les doutes , & faire diverfion à
fes craintes , il eut recours aux plaifirs
des fens , raffembla dans fon palais , &
entretint conftamment un ferrail , compofé d'une multitude des plus belles femmes , au nombre (dit le livre *des Rois*)
de fept cens époufes , toutes princeffes ,

G 3

& de trois cents concubines (1) avec lefquelles il mena la vie la plus voluptueufe,
la plus efféminée & la plus libertine. Ce
troupeau de femmes étoit tiré de toutes
les nations ; c'étoient des *Egyptiennes* ,
des Moabites, *des Ammonites*, *Edomites*,
Zidonniennes, *Hittites*, qui toutes s'effor-
çoient de fe rendre dignes de fes faveurs,
par tous les moyens & tous les artifices
que peuvent infpirer l'amour-propre à de
pareilles créatures , joint à ceux de la
luxure la plus raffinée (2).

Au milieu de ce tas de femelles hété-
rogènes , toutes corrompues dans leur
morale, toutes de différentes mœurs, animées par l'émulation , dès-là , toutes également jaloufes les unes des autres ; étoit-ce
là qu'il pouvoit fe flatter de jamais trouver le repos & moins encore la fanté ?

Dans la defcription que nous avons

____

(1) 1. *Des Rois.* XI. 3.
(2) Ibid. V. 1.

essayé de donner du genre de vie d'*Her-mippus*, nous avons tâché d'indiquer les moyens, à l'aîde desquels le souverain remède dont nous parlons pouvoit favo-rablement opérer. Nous avons suppofé un vieillard doux, uniforme, d'humeur agréable, toujours tranquille, toujours content, environné d'un nombre de jeu-nes & aimables vierges, auffi pures qu'on l'eft communément à cet âge, & paffant le tems enfemble, au milieu des amu-femens & des plaifirs les plus innocens. Mais la vie de *Salomon* étoit, en tous points, l'inverfe de celle-ci ; fes penfées ne pouvoient être que dans une confu-fion perpétuelle, fon efprit diftrait & dif-fipé par mille caufes étrangères à l'objet auquel il eût voulu l'employer ; aujour-d'hui, profondément plongé dans les ré-flexions auffi philofophiques que métaphy-fiques ; le lendemain, dans les doutes du fepticifme, & dans les idées les plus fombres; le jour fuivant, lâchant la bride à fon penchant pour les plaifirs, fe livrant

fans contrainte à tous les excès où pouvoient le porter non-feulement fes propres
defirs, mais à toutes les idées extrava-
gantes d'une multitude de femmes auffi
vicieufes que féduifantes.... Et qu'on fe
garde bien d'envifager ceci comme une
coupable exagération de notre part!....
Nous rapportons exactement ce que nous
apprennent non-feulement les monumens
hiftoriques les plus refpectables, mais fes
propres écrits. Eft-il donc ici quelque éf-
pèce de reffemblance entre ces deux carac-
tères ? Peut-on imaginer que le commerce
des femmes pût, dans de fi différentes
circonftances, être fait pour produire fur
Salomon les mêmes effets que fur *Hermippus* ? Et, en partant du genre de
vie du premier, eft - il encore étonnant
qu'il n'ait pas pouffé plus loin fa carrière ? (1).

____

(1) L'Auteur Anglois ajoute encore à ceci nombre de
réflexions qui, bien que très - fenfées & très - favantes,
après ce qu'il a déjà dit, nous ont femblé pouvoir être
fupprimées.

Ceci, j'ofe du moins le croire, eft affez fuffifant pour fatisfaire fur ce fujet le digne homme de lettres à qui j'ai l'honneur de répondre, ainfi qu'à tous judicieux Lecteurs qui daigneront un peu férieufement s'en occuper.

Il me fera, je crois, plus facile encore de répondre à la feconde objection : car eft-il rien de plus contraire, ou de moins conciliable avec la doctrine que j'ai établie, que le genre de vie que mènent les monarques de l'Orient ? Tous les favans Écrivains conviennent que pour donner au corps les forces fuffifantes pour le foutenir long-tems en fanté, rien n'eft fi néceffaire, & fur-tout dans les jeunes années, que la continence. Les *Germains* (nous dit *Tacite*) avoient coutume de s'abftenir du commerce intime des femmes, jufqu'à l'âge de trente ans au moins, & c'eft à quoi il attribue la principale caufe de leur complexion robufte, de leur courage & de la longueur de leur vie. En partant de la raifon, jointe à l'expérience, les *Spartiates* penfoient de même. Mais quant aux princes *Afiatiques*, la pureté dès mœurs, tant eu égard au corps que même à l'efprit, ne leur fut jamais connue ; on peut les dire corrompus, même dès leur naiffance, & les moins diffolus des pères préviennent jufqu'aux effets que pourroit produire fur leurs enfans une éducation vertueufe. A peine ont-ils atteint l'adolefcence que l'ufage des femmes leur eft permis, (affez probablement dans la vue de leur énerver l'efprit) & lorfqu'ils touchent à la majorité, le luxe le plus efféminé devient leur principal objet. Eft-ce donc par des hommes tels que ceux-ci qu'une doctrine telle que la nôtre auroit pu fe voir conçue & envifagée comme férieufement & utilement propofable? fans compter qu'il feroit d'autant plus difficile d'affeoir en pareil cas un jugement un peu vraifemblable, que l'expérience nous apprend que ces Princes ne meurent guères, ou prefque jamais, de mort naturelle. Dans la guerre, confultez leur hiftoire, vous verrez qu’au moins un tiers de ces souverains en furent les victimes. En tems de paix, à combien de révoltes la dureté de leur pouvoir arbitraire ne les ont-t-elles pas exposés? Dans l’intérieur de leur serrail vous les y verrez encore plus exposés, & dès-là plus malheureux que le moindre de leurs sujets : la jalousie, la rivalité, les intrigues toujours renaissantes du grand nombre de leurs femmes, multiplient à chaque instant les dangers qu’ils ont à craindre, sur-tout dans des pays où les poisons ne sont que trop communs, & où les plus adroits moyens d’en déguiser & employer l’usage, sont également aussi familiers que connus.

Mais que dira-t-on, quand l’Histoire sacrée qu’on nous cite comme la première & la plus forte des objections, nous fournit une autre histoire, qui est la plus forte, la plus claire & la plus convainquante qui puisse être offerte en faveur de l’opinion que j’ai adoptée ? c’est-à-dire celle du roi *David*, qui, dans sa vieillesse, sen-

tant que fa chaleur naturelle étoit au moment de s'éteindre, au point que l'addition
des vêtemens, quelle qu'elle fut, ne lui
étoit prefque d'aucun fecours, confulta
fes médecins, qui lui confeillèrent le même
remède que celui que je recommande :
» Qu'on cherche (dirent-ils) pour le fei-
» gneur Roi, une jeune vierge, qui foit
» toujours près du vieux Monarque, qui le
» chériffe & couche dans fon fein, pour
» qu'il puiffe acquérir de la chaleur ».
Surquoi la jeune Sunamite *Abifag* lui fut
amenée, dont la beauté incomparable,
la douceur de fes entretiens & les chaftes
embraffemens, fortifièrent, ranimèrent fon
âme & empêchèrent qu'elle ne fe fentît
du froid ni de la foibleffe du corps, mais
que pourtant *il ne connut point* (1). Voilà
l'hiftoire telle qu'elle eft écrite, & d'après
laquelle il paroît, je crois, très-pleine-

____

(1) 1. *l. des Rois.* Ibid. 1 *Voyez* auffi les commentaires
de *Menefter*, *Grotius*, &c., ainfi que les autres fameux
critiques, qui tous font d'accord fur l'interprétation de ces
paffages de l'Ecriture.

ment, que les Phyficiens d'alors étoient bien convaincus de l'efficacité du remède, & connoiſſoient tous les avantages que peut recueillir la vieilleſſe, de ſon intimité avec les jeunes perſonnes.

Le fameux moine Anglois, *Roger Bacon*, que j'ai déjà cité, dans ſon traité relatif au vieil âge (1), a fait ſur ce ſujet un chapitre très-étendu. Mais attendu que c'étoit au Pape régnant alors qu'il l'adreſſoit, & dans un ſiécle nullement favorable à de pareilles découvertes, il crut convenable d'envelopper ce qu'il regardoit comme le remède qu'il étoit en ſon pouvoir de preſcrire, ſous des périphraſes ſi obſcures, que peu de perſonnes, je crois, en ont aiſément ſaiſi le vrai ſens. Mais attendu qu'on pourra peut-être me ſoupçonner de m'être trompé moi-même, & que ma tête trop prévenue en faveur de mon objet, a cru trouver dans l'ouvrage de cet Auteur des choſes qui jamais n'y

____

(2) *D. prolongatione vitæ.*

furent; il convient, je crois, attendu que je ne puis offrir de ma part à mes Lecteurs rien de plus curieux, que je lui cite les passages les plus directement relatifs à mon sujet, en leur laissant à prononcer sur le plus ou le moins de justice que lui aura rendu mon commentaire :

» J'ai lu bien des volumes dans ma
» vie, & des meilleurs Auteurs, j'ai pour-
» tant trouvé dans ce qui touche la Phy-
» sique, bien peu de chose à recueillir
» sur ce qui peut servir à la restauration
» de la chaleur naturelle, affoiblie par la
» dissolution de cet humide radical, éga-
» lement naturel, ou accru par une au-
» tre, qui lui est étrangère; il est pour-
» tant bien sûr que bien des sages ont,
» tacitement, fait mention de quelques
» remèdes qui y sont propres, & com-
» parés avec celui qui sort de la mine
» du *noble animal*, dans lequel ils affir-
» ment qu'il est une vertu assez forte pour
» restaurer, & qui plus est, accroître cette
» même chaleur naturelle. Quant à ce qu'il

» eſt en effet, ils le diſent ſemblable à
» la jeuneſſe même, & d'une compléxion
» également tempérée ; & quant aux
» marques extérieures de cette complexion
» tempérée dans les hommes, c'eſt lorſ-
» que leur teint eſt compoſé de blanc &
» de rouge, & lorſque leur chevelure eſt
» d'un blond, approchant de l'*ardent*. Si
» l'on conſulte *Pline*, il vous dit que
» lorſque la charnure eſt modérée, tant
» en qualité qu'en quantité, quand les
» ſonges ſont agréables, la phyſionomie
» de l'homme eſt auſſi gaie que préve-
» nante, & que s'il ſe retient alors ſur
» ſes appétits, il eſt vraîment modéré.
» Or, il en eſt du remède dont il s'agit,
» comme d'une compléxion de cette eſ-
» pèce, car ſa chaleur eſt modérée ; les
» vapeurs qu'il exhale, auſſi douces que
» tempérées, ſont bienfaiſantes pour qui
» les aſpire, d'autant qu'elles tiennent
» du terroir de qui les a produites. D'où
» il s'enſuit que ce remède, tempéré par
» lui-même, ne reſtaure la chaleur que

» d'une façon tempérée. Et pourquoi res-
» taure t-elle ? parce qu'elle part d'une
» source pure ; car si la personne est
» malade, il en résulte absolument le
» contraire.

» Quant aux infirmités d'une *brute*,
» souvent contagieuses pour ses sembla-
» bles, elle s'étendent rarement jusqu'à
» l'homme; mais l'infirmité de l'homme
» passe à l'homme, ainsi que la santé,
» en partant de la ressemblance des
» êtres (1).

» Apprenez donc, très - gracieux sei-
» gneur, que de ceci dérive un grand
» secret ! car *Galien* prétend, que tout
» ce qui est dissout par quelque chose,
» doit nécessairement lui être assimilé,
» ainsi que dans les maladies qui passent
» de l'un à l'autre : telles que la foiblesse

______

(1) Le lecteur, en lisant cette espèce d'énigme, est prié
de ne pas oublier que c'est un simple moine, que con-
sultoit probablement un Pape, & qui prévient ce qu'il pouvoit craindre, tant de l'ignorance que des préjugés ultra-
montains de la première moitié du quinzième siècle.

de

» de la vue, & les maladies pestilentiel-
» les. Cette même chose a de plus une
» propriété bien admirable, car non-seu-
» lement elle préserve le corps humain
» de la corruption, mais les plantes
» même de la putréfaction. Cette chose
» est rarement trouvée, quoiqu'elle l'ait
» quelquefois été, mais ne peut l'être
» aisément par-tout le monde; en place
» de laquelle, le sage n'use des remè-
» des qui dans les entrailles de la terre
» se trouvent tout préparés, ainsi que de
» ceux que produit la mer, ce qui est la
» *pierre quarrée* (1) du noble animal,
» dont toutes les parties sont préservées
» de l'infection d'une autre; mais si cette
» *pierre* ne peut être acquise, que les
» autres élémens séparés, divisés, puri-
» fiés, soient destinés à son usage.

» Or, quand cette chose est telle que
» sur la jeunesse d'une compléxion tem-
» pérée, ses effets sont salutaires; si sa

______

(2) Il s'agit de savoir ce que *Bacon* entend par cette ex-
pression. Seroit-ce la pierre philosophale ?

Tome I. H

» température est meilleure encore, elle
» produit de plus grands effets; quelque-
» fois elle se trouve au plus haut degré
» de la perfection, c'est alors qu'elle a
» la propriété dont nous parlions tout-à-
» l'heure. Ceci diffère des autres remè-
» des & nourritures qui échauffent &
» raffraichîssent, après un certain usage
» tempéré, & qui sont bons pour la
» vieillesse. Car cette chaleur qui chez les
» vieilles gens, est ordinairement très-foi-
» ble, acquière bientôt par son moyen
» plus de force & plus de ressort. Si l'on
» en fait un emplâtre, & qu'on se l'ap-
» plique sur l'estomac, il raffraîchit cet
» estomac même, excite un appétit qui
» fait renaître un vieillard, lui rend une
» espèce de jeunesse, & même moins de
» bile aux corps les plus vicieux & les
» complexions les plus dépravées.

» Plusieurs sages ont peu parlé de cette
» *chose*, bien moins d'une autre qui lui
» ressemble; ainsi que *Galien* dans son
» cinquième livre des remèdes simples,

» & *Jean Damascènes* , dans ses apho-
» rismes ; mais il faut observer que *Vénus*
» peut détruire , ou tout au moins affoi-
» blir la puissance & la vertu de cette
» *chose*. Il est même probable que le *fils*
» du *Prince* (1) dans son second canon
» des remèdes simples, en a voulu parler
» quand il dit : *Il est un certain remède,*
» *caché par les sages , dans la crainte*
» *que l'incontinent n'offense son Créateur.*
» Il y a dans cette *chose* autant de cha-
» leur que dans un jeune homme de la
» meilleure compléxion ; & si j'osois en
» révéler les propriétés , ce secret., jus-
» qu'ici très-caché , seroit bientôt univer-
» sellement répandu , car cette chaleur
» ranime le paralytique, rend la vigueur
» & la force primitive que nous tenions
» de la Nature , circule dans tous les
» membres, & rajeunit agréablement les
» vieillards ».

Telles sont, précisément, les expressions

______

(1) *Fiat lux.*

du moine *Bacon*. La feule chofe a véri-
fier, c'eft de favoir fi nous les avons bien
traduites, ou fi elles font fufceptibles
d'une interprétation plus jufte & plus naturelle, ce qu'après une courte réflexion
fur les motifs qui nous déterminent dans
cette occafion, nous laiffons volontiers
au jugement de nos lecteurs.

Quelques favans ont conçu l'opinion,
que cette préparation myftérieufe n'étoit
rien autre que la quinteffence du fang
humain. Mais quiconque pefera mûrement cette defcription dans toutes fes
parties, pourra facilement difcerner, que
cela ne fauroit être, dès que l'odeur ou
parfum de la *chofe*, eft recommandée à
caufe de fa bienfaifante douceur ; qué
d'ailleurs les quinteffences ne font prifes
qu'intérieurement, tandis que *Bacon* veut
que fon remède foit appliqué fur l'eftomac, comme un emplâtre. D'autres
ont cru que fon intention n'étoit que
de faire une efpèce de defcription d'une
pierre précieufe ; mais c'eft prouver com-

bien ils font peu familiarifés avec la façon d'écrire de cet homme extraordinaire.
Car il n'affecte jamais en propofant fes
myftères , de frapper d'étonnement fon
Lecteur, pour ajouter encore à fa propre
réputation ; il dédaignoit l'un & l'autre
de ces petits artifices, très-juftement con-
damnables. Mais qu'eft-ce qui peut donc,
en ce cas , juftifier l'obfcurité dans laquelle on voit qu'il s'enveloppe ?

C'eft qu'au tems où il écrivoit, il étoit
en prifon , pour avoir ofé fronder la philofophie alors à la mode ; & que c'eft au
Pape *Nicolas IV*, fon perfécuteur, qu'il
adreffa fon ouvrage, dans la vue d'en obtenir fon pardon. C'eft que dans le doute
où il étoit , avec raifon, de favoir comment fa befogne feroit accueillie, il étoit
dans le cas, en écrivant , de fe tenir fur
la réferve, pour ne pas rifquer en dévoi-
lant trop clairement des chofes fecrettes
& capables de bleffer les yeux vulgaires
de ce fiécle, de fournir matière à une
feconde accufation , plus grave & peut-

être plus dangereufe encore que la première.

Or s'il n'eût en effet été queftion que
d'une pierre précieufe, à quel propos eût-
il ufé de tant de précautions? tandis que
fi notre interprétation eft admife, il avoit
la plus grande & plus jufte raifon d'être
on ne peut plus circonfpect.

Mais comparons maintenant cette defcription de *Bacon*, avec la peinture tracée
par la main d'un bien plus grand, ainfi
que plus favant homme, & nous nous
trouverons plus à portée d'imaginer entendre *Salomon*, deffinant fon aimable
Sunamite.

Pefez en conféquence, de nouveau,
les expreffions de *Bacon*, & levez le
voile léger qui les couvre; vous croirez
voir, alors, la figure même de cette
jeune & fi belle perfonne; vous y recon-
noîtrez la rofe de *Sharon* & le lys de
Damas; fes cheveux femblables à la pourpre, longs, touffus, & naturellement
bouclés; fes deux jeunes & jumelles che-

vrettes, fe nourriſſant parmi les lys ; ſa tête pleine de roſée, ſa contenance belle comme la lune, & brillante comme le ſoleil ; ſon fruit délicieux au goût, lorſqu'elle repoſe à l'ombre, entourée de tous les plaiſirs ; ſon puits d'eaux vivifiantes, & coulant comme celles du *Libanon* ; enfin la plus belle des femmes, bleſſée par la ſentinelle, & de-là ſon aimable retraite.

Ce commentaire eſt je crois ſuffiſant pour éclairer pleinement le texte. Mais pour achever de le mettre hors de doute & l'appliquer mieux encore à mon ſujet, je vais en rappeller & en toucher, de nouveau, rapidement deux ou trois paſſages.

En premier lieu, notre Auteur compare ce remède à celui qui ſort de la mine du *noble animal....* Eh! quelle peut être cette mine ſi ce n'eſt la femme, en laquelle, ainſi qu'en une mine le *noble animal* eſt formé ? Il dit encore, que les infirmités de l'animal *brute* paſſent rarement chez l'homme, mais chez un autre

animal de même espèce ; mais que les
infirmités d'un homme passent chez un
autre homme , & qu'il en est de même
de la santé , à cause de la ressemblance
mutuelle ; ce qui met dans le plus grand
jour un grand secret en philosophie , c'est-
à-dire , qu'il est une sympathie en santé ,
comme une contagion en maladie, & que
de même qu'une respiration viciée est une
infection , celle qui est saine est salutaire.
Dans ce cas , rien n'est ni plus clair ,
ni plus fondé en raison ; la chose ne peut
pas même être prise dans un autre sens
que dans celui que les mots , littéralement
pris , peuvent permettre. Le dernier passage qui me reste à remarquer, c'est lorsqu'il dit que *Vénus* affoiblit & diminue
le pouvoir & la vertu de ce remède. Et
rien est-il plus exactement d'accord avec
la *très-pertinente* réflexion de l'Auteur du
livre *des Rois* , lorsqu'en parlant de l'u-
sage que faisoit *David* de la jeune *Abisag* ,
il ajoute, avec une sorte d'emphase : *mais
le Roi ne la connut point !* Une jeune

vierge, alors, rapelle dans un vieillard la chaleur & la vie. Mais s'il oublie que cette vigueur n'eſt qu'accidentelle, & même, pour-ainſi-dire, factice, & qu'il s'expoſe à en uſer comme d'une vraîment naturelle ; il peut ſans doute donner la vie à un autre, mais ce ne ſera qu'aux dépens de la ſience même.

Quand on raconte ces exploits comme des marques de vigueur dans un vieillard, on devroit bien plutôt les placer au nombre des folies ; car comme dit *Salomon* : *il eſt un tems pour donner la vie, & un tems pour mourir* ; de même la Nature & la vraie philoſophie nous enſeignent, *qu'il eſt un tems pour engendrer & un tems pour s'en abſtenir.*

Je prendrai auſſi la liberté de tirer quelque avantage, même de la ſeconde objection de *M. Numning*, puiſque malgré tout ce qu'on doit de reſpect aux Princes de l'Orient, bien qu'il ſoit vrai que la plupart d'entr'eux meurent encore jeunes, il ne prétend pas moins, que lorfque ce n'eft point par mort violente, ils vivent affez fréquemment jufqu'à un grand âge, témoins *Shah Abbas* & *Aurengzébe* : & fi nous réfléchiffons fur les continuelles & prodigieufes fatigues qu'ont fupportées ces deux Monarques, le nombre de batailles dans lefquelles ils fe font trouvés, la variété des dangers qu'ils ont courus, & l'extrême dépenfe d'efprits d'une vie auffi agiffante, ainfi que les inquiétudes qui néceffairement l'accompagnent, fur-tout dans un pays où l'art de la médecine eft loin d'être auffi perfectionné qu'en Europe ; je crois, dis-je, qu'il feroit difficile d'y trouver un fpéci-fique capable de produire des effets extraordinaires, fi nous en excluons celui dont nous parlons dans ce traité-ci. Mais quoique j'accorde peu d'importance à la falubrité de la refpiration des femmes, en général ; cependant attendu que dans leurs ferrails il fe trouve toujours nombre de jeunes vierges, je ne puis guère m'empêcher de préfumer que la vigueur & la fanté de ces mêmes Princes ne puffent être plus ou moins dues aux évaporations balfamiques & corroboratives dont la fource eft en elles. J'ajouterai même en faveur de ma fuppofition , que les Princes arabes écartés de la domination du *Grand - Seigneur*, dès-là moins expofés aux guerres étrangères , ainfi qu'aux intrigues domeftiques que les autres Princes Orientaux, vivent actuellement & notoirement au-delà de l'âge ordinaire de l'homme & ne meurent enfin que comme tout homme doit néceffairement mourir , parce que leur fang ceffe enfin de circuler.

Après ces petites exurfions , que j'ai cru néceffaires, revenons maintenant à un examen plus févère & plus approfondi de notre fujet.

J'ai déjà démontré, je crois, combien la refpiration des vierges peut opérer fur les vieillards, lorfque mélée avec l'air commun, elle eft ainfi refpirée par eux. Examinons un peu maintenant, fi ces nombreufes & fubtiles émanations ne peuvent pas encore opérer d'une autre façon que celle dont jufqu'ici nous avons parlé.

Tous les Phyficiens conviennent, que depuis que la doctrine de la circulation du fang a été établie, ainfi que rendue publique par l'induftrie & la fcience de cet incomparable Anglois, le Docteur *Harvey* (1) qu'une grande partie de nos alimens, après avoir paffé par le fang, en étoit chaffée d'une façon fi imperceptible, que cette efpèce d'évacuation eft très-juftement appellée *infenfible perfpiration*. Ceci fut foigneufement examiné par le fameux *Sanctorius*, qui

---

(1) Notre Auteur fait ici allufion au bonheur très-remarquable du Docteur *Harvey*, qui le premier a trouvé & de-là pleinement démontré la doctrine de la circulation du fang, qui, d'abord, ainfi que nombre de nouvelles inventions, trouva de contradicteurs, auffi chauds & auffi entétés que jaloux, mais qui fut enfin auffi généralement reçue qu'admirée en 1657, trente ans après qu'il eût publié fa découverte dans fon ouvrage intitulé : *Exercitatio anatomica*, *de motu cordis*, imprimé à *Francf.* en 1627.

prouva qu'elle feule étoit plus confidéra-
ble, que toutes les autres fécrétions en-
femblee (1).

S'il en eft ainfi, & la chofe n'eft plus
douteufe, on conviendra que de cette pro-
digieufe quantité de matière produite par
cette infenfible perfpiration mêlée dans
l'air, & environnant les corps perfpirans,
ce même air doit être fortement imprégné
des qualités inhérentes à cette même matière.

Si nous pouffons plus loin cette recherche, & travaillons à nous mettre au fait
de la nature des particules qui font ainfi
rejettées, un peu d'attention fuffit pour
nous mettre au fait de cette matière. Car
dès que l'infenfible tranfpiration eft due à
la circulation du fang, il s'enfuit néceffairement que les parties rejettées par le
fang, doivent participer de la matière de

____

(1) Voyez fon fameux traité, *de Medicinâ Staticâ*, que
les Lecteurs Anglois peuvent confulter dans leur propre
langage, traduit par le judicieux & infatigable *Docteur
Quincy.*

la nature de ce même fluide , duquel elles ont été rejettées.

Or, puifque nous favons que le fang des jeunes perfonnes eft doux, onctueux, bal-famique, ce dont nous fommes convaincus par fes effets également prompts, & d'une difpofition vivace , nous fentons également que ces qualités néceffaires à la perfection de la fanté, doivent être le par-tage de ceux qui la pofsèdent.

D'après ces principes, il eft clair que la matière perfpirée par la jeuneffe, dans les mêmes circonftances où j'ai fuppofé devoir être les pupilles d'*Hermippus* , doi-vent avoir toutes les qualités requifes pour agir en peu d'heures fur la maffe de l'air, dans la chambre où elles fe trouvent avec leur inftituteur, qui dans ce cas reçoit en lui-même une abondante portion de cette matière perfpirable , de la même façon qu'elle eft rejettée par elles.

Je fais que plus d'un critique fera dif-pofé à traiter cette partie de mon difcours, comme auffi ridicule que chimérique , &

peut être par la feule raifon de ce que je ne l’ai pas établie fur des raifonnemens plus étendus & plus énergiques. Mais je n’affeѐtai jamais cette impofante , pour ne pas dire lourde façon d’écrire , qui pourroit probablement me priver d’un grand nombre de leἀeurs , & m’aſſurer le fuffrage de ceux qui feront les moins difpofés à mettre ma doἀrine en pratique. Qu’on me permette pourtant d’obferver., que *Sanѐtorius*, qui le premier a traité judicieufement cette matière, a eu l’honneur de perfeἀionner fa découverte, & de la porter auſſi loin qu’elle pouvoit l’être , & cela par la meilleure de toutes les méthodes, c’eſt-à-dire, celle des expériences : car il avoit un fiège fixé fur des balances , & dont les reſſorts étoient adaptés de manière à pouvoir indiquer les moindres dimenſions dans la pefanteur de fon corps. Par l’ufage de ce fiège , & par une conſtante obfervation de ce qu’il mangeoit , buvoit , perfpiroit & évacuoit, il parvint à atteindre la parfaite quantité de ce dont il s’étoit délivré ; d’où il réfulte que nous avons droit , avec la confiance la mieux fondée, de dire qu'en fin de caufe, une moitié de ce que nous mangeons ou buvons, après avoir paffé par le fang, eft rejettée au-dehors, de la façon dont nous l'avons décrite (1).

Un très-ingénieux *François*, auquel on doit un très-utile & amufant ouvrage, a tâché d'illuftrer cette doctrine par une fiction auffi fenfée que bien conçue; & je vais la rapporter à mes lecteurs, parce que je fuis convaincu que rien ne peut mieux fervir mon projet, ni les amufer plus agréablement (2).

* * *

(1) Nous devons obferver, en raifonnant fur ce fujet, que *Sanctorius* a écrit en Italie , où la perfpiration peut être raifonnablement fuppofée beaucoup plus forte que dans les pays feptentrionaux , & de laquelle étant lui-même convaincu , il n'a pas négligé d'en faire une deduction convenable.

(2) *Mélanges d'hiftoire & de littérature, par Vigneul-Marville*; tome 2 , pag. 461. Il eft bon de favoir que ce n'eft pas le vrai nom de l'Auteur de cet ouvrage , à caufe de quelques critiques un peu libres, qui s'y trouvent répandues.

Il eft de *D. Bonaventure d'Argonne*, Chartreux.

» Le

» **Le** lendemain de notre arrivée à *Lon-*
» *dres* (dit-il) il vint des Marchands à no-
» tre logis nous apporter des curiosités du
» pays. Chacun s'attacha à ce qu'il aimoit
» davantage. Les uns achetèrent des
» *points*, les autres des rubans & des bas
» de soie : pour moi, je me fournis de
» lunettes-d'approche & de microscopes.
» Celui qui me les vendoit, étoit un fort
» habile Méchanicien, qui avoit beaucoup
» d'esprit, & parloit assez bien *françois*.
» Je l'arrêtai à dîner ; & comme il fut
» content de la chère que je lui fis, il
» me dit qu'il avoit quelque chose de fort
» curieux à me faire voir; sur quoi il tira
» d'un étui de chagrin, une espèce de mou-
» veuse garnie d'écaille de tortue. C'étoit
» un excellent microscope, & si excellent,
» qu'il ne faisoit pas seulement voir les
» cirons les plus imperceptibles, mais aussi
» les atômes d'*Epicure*, la matière subtile
» de *Descartes*, les vapeurs de la terre,
» celles que notre corps transpire, & les
» influences des astres.

Tome I. I

« A la première épreuve que j'en fis,
» m'étant éloigné de mon homme, en-
» viron de cinq ou six pas, je vis une
» infinité de petits vers sur son habit, qui
» en rongeoient la laine, avec une avidité
» incroyable ; & je connus par-là, contre
» l'opinion commune, que ce n'est pas
» nous qui usons nos habits, mais que
» ce sont ces petits vers qui les mangent.
» Je changeai de situation ; & en retour-
» nant le microscope d'un autre sens ,
» mon Mathématicien me parut comme
» enveloppé d'un nuage ; il me dit, que
» ce que je voyois de la sorte , étoit la
» transpiration qui se faisoit après le
» repas , & que je devois être con-
» vaincu par-là , que *Sanctrius* n'avoit
» pas voulu nous en faire accroire, quand
» il avoit soutenu que de tout ce que nous
» mangions, il s'en transpire plus de la
» moitié.

» Nous entrâmes dans la cuisine , où
« il y avoit un filet de bœuf à la broche,
» pour les valets ; & j'eus le plaisir de voir

» avec le même microscope, comme le
» feu séparoit toutes les parties du bois
» sur lequel il agissoit, & les dardoit par
» la violence de son mouvement, comme
» autant de dards contre le filet de bœuf,
» & en irritoit toutes les parties, dont les
» unes se convertissoient en jus, & les au-
» tres se tournoient en une vapeur déli-
» cate, qui remplissoit la cuisine & cha-
» touilloit agréablement les narines.

» A la sortie du logis, nous allâmes
» dans un jeu de paume; quatre jeunes
» hommes y jouoient, & je sentis de l'in-
» clination pour un de ceux-là, ainsi que
» de l'aversion pour un autre, avec une
» forte envie que l'un gagnât, & que l'au-
» tre perdît. Je les regardai tous deux avec
» le microscope : l'agitation dans laquelle
» ils étoient les faisoit beaucoup transpi-
» rer, & la vapeur en venoit jusqu'à moi.
» J'en examinai toutes les parties & toutes
» les figures; & je m'apperçus que les par-
» ties de la vapeur de celui pour qui je
» sentois de l'inclination étoient telles

» qu'elles s'accrochoient aifément à ce que
» je tranfpirois moi-même ; tandis qu'au
» contraire , les parties de la vapeur de
» celui pour qui j'avois de l'averfion, étant
» figurées en pointes, les unes aigues &
» les autres émouffées, j'en étois ou bleffé,
» ou choqué. Ainfi je conçus aifément que
» la feule caufe de nos averfions & de nos
» inclinations , confifte dans la figure des
» parties de ce que nous tranfpirons &
» de ce que les autres tranfpirent , ainfi
» que dans l'union & dans l'oppofition ,
» ou contrariété de ces mêmes chofes.

» Etant fortis de la ville , nous vîmes
» dans la campagne un lièvre qu'on chaf-
» foit. Le lièvre paffa à dix pas de nous ;
» je le regardai avec le microfcope ; il
» me parut être comme un tifon de feu ,
» qui laiffe après lui une groffe fumée.
» C'étoit la tranfpiration de l'animal qui
» fe faifoit ; & nous connûmes que par-
» tout où ces vapeurs fe répandoient , là
» accouroient les chiens , tantôt d'un
» côté & tantôt de l'autre , felon que

» leurs narines en étoient frappées, &
» qu'ils ne perdoient les voies, que quand
» les vapeurs du lièvre étoient diffipées par
» un grand vent ou par quelqu'autre ac-
» cident.

» En rentrant dans la ville, je regar-
» dai un moulin, & j'en vis fortir comme
» une fumée épaiffe. Je reconnus bientôt
» que c'étoit les parties les plus fubtiles
» du grain qu'on faifoit moudre, & qui
» s'échappoient par la grande agitation
» quelles recevoient du mouvement circu-
» laire de la meule. En voyant la grande
» perte qui fe faifoit de la farine, dont
» tout l'air étoit rempli, je fus convaincu
» par mes yeux, que c'eft bien à tort
» qu'on accufe fouvent les meûniers de
» friponnerie ; toute la diminution du
» grain qu'on leur confie, ne venant guère
» que du côté du moulin.

» Si je fuis encore ici quelques jours,
» je continuerai mes obfervations, qui
» feront grand plaifir aux *Cartéfiens*, &

» détromperont bien des gens de leurs
» vieilles erreurs !

Il est plus que probable que dans cette historiette, l'Auteur n'a voulu que s'amuser aux dépens des incrédules de nos jours, possédés de la manie de ne regarder comme évidentes que les choses vérifiées par le témoignage des sens, & d'exclure impitoyablement toutes celles qui ne sont conçues que par la raison. Cette espèce de foiblesse trouve pourtant encore aujourd'hui plus d'un partisan, & j'ose croire qu'il est plusieurs de mes Lecteurs qui après avoir plaisanté sur l'histoire du lièvre, comme d'une assez platte fiction, seront bientôt fort étonnés d'en voir la vérité sérieusement confirmée par un Physicien aussi intelligent & aussi judicieux que le fameux *Boerhaave* (1).

____

(1) Voyez son ouvrage sur la *chymie*, vol. 1, p. 151, & duquel le passage suivant est exactement traduit : » La » partie la plus sensible des sens des animaux est un es- » prit subtil qui, continuellement s'exhale, & dans lequel

Il semble que rien ne soit plus inintelligible, ni même plus abſurde, que de prétendre qu'il soit des choſes, qui en perdant continuellement une partie de leur poids, n'en deviennent pourtant pas viſiblement plus légères. C'eſt pourtant ce que nous voyons dans le cas du vâſe contenant l'antimoine, duquel quand nous avons cinq cens fois fait uſage, & après diſtribué ſa qualité émétique dans cinq verres d'eau - de - vie, reſte exactement auſſi lourd que primitivement il étoit. On peut en dire autant des parties odoriférantes qui s'échappent de l'ambre gris ainſi

---

» ſemble réſider leur propre caractère, & qui les diſtingue
» de tous les autres. C'eſt ce dont nous voyons la preuve
» dans les chiens de chaſſe, qu'après avoir traverſé un
» long eſpace de terrein, diſtinguent ſans s'y méprendre
» un animal particulier, au milieu d'un grand concours
» de peuple ; d'où nous pouvons conclure juſqu'à quel
» point elles ſont déliées, ſubtiles, & combien ces diffé-
» rentes émanations doivent être. On pourroit les croire
» d'origine onctueuſe ou réſidentes dans un ſubtile véhi-
» cule d'un genre onctueux, comme on peut l'induire,
» tant d'après l'analogie des choſes, que des autres pro-
» priétés connues.

que des bien moins agréables vapeurs de
l'*Affafétida*. Toutes ces fingularités ne
peuvent être portées jufqu'à la plaine connoiffance de tous nos fens, & il fuffit
pour en convaincre qu'elles frappent évidemment l'un d'entr'eux. Nous diftin-
guons par exemple, & pleinement, à
certaine diftance, l'odeur de la rôfe ; &
ma raifon me dit que je fuis dans l'atmofphère de cette fleur , attendu qu'il eft
impoffible que je puiffe par mon odorat,
difcerner fon parfum , s'il ne frappe pas
en moi le propre organe de ce fens (1).

Mais, au contraire, fi nous obfervons
un corps toujours perfpirant une matière
qui nous foit nuifible, telles que les particules affez fubtiles pour échapper à la
connoiffance de tous les organes de la
fenfation, il faut être bien bornés fi nous
ne pouvons concevoir, que ce corps perfpirant doit, ainfi que la rôfe, avoir fon

____

(1) *Voyez* toutes les preuves qu'en donne *M. Boyle*,
dans fon curieux & favant traité fur les *pierres précieufes.*

atmofphère ainfi que toute autre fleur odo-
riférante. C'eft pourquoi je regarde ce point
comme convenu & au - deffus de toute
conteftation : c'eft - à - dire , que fi un
nombre de jeunes vierges fe trouve dans
la compagnie d'un vieillard , il doit d'elles
dériver en lui une grande quantité de
cette matière fubtile , avec les qualités
que nous lui avons attribuées ; & fpécialement fi nous confidérons que ces émanations s'échappent à travers les pores ;
que ces mêmes pores doivent, conféquemment, être toujours ouverts, & que s'il
en eft ainfi , ils doivent imbiber du de-
hors, ainfi que donner paffage de ce qui
provient du dedans.

Je me doute pourtant que ceci va paroître un nouveau paradoxe à plufieurs de
mes Lecteurs qui , prêts à jetter mon
livre au feu, ne manqueront pas de s'é-
crier, avec un air de fuffifance & de
mépris : » Ce pauvre homme eft lui-
» même , en effet , bien malade ! &
» voudroit, fans doute, en faire autant

» de nous!... » Mais un inftant de pa-
tience ; & s'il m'eft permis de rifquer
encore quelques propofitions particulières,
je vous défie alors de ne rien croire de
ce que j'ai mis en avant.

Eft-il rien de fi commun que de voir
une ftrangurie s'enfuivre de l'application
des veſſicatoires? Et comment cela peut-
il arriver, fi les particules des canthari-
des n'entrent point par les pores, & ne
font pas naître une diverfion de cet aqueux
& falé fluide, dont la circulation & la
fécrétion fe font ordinairement par les ro-
gnons, & compofe ce que nous appellons
l'urine ? N'eft-il pas également certain
que l'*opium*, employé en emplâtre, pro-
cure le fommeil, ce que poffiblement il
ne pourroit faire, fi de la même manière
il ne trouvoit pas un paffage dans le fang,
à travers les pores? Je pourrois auffi faire
mention des effets qui fréquemment ré-
fultent de l'application d'un cataplafme
de *Camomille* fur l'eftomac, & dont l'a-
mertume de cette herbe, dans l'efpace

de deux heures au plus, est discernée par le palais. Je finirai par une preuve aussi forte à la fois que vulgaire, & qui doit suffire pour terminer, à cet égard, toute espèce de contestation : j'entends la méthode ordinaire de provoquer la salivation au moyen de l'onction, & qui prouve, sans réplique, que le corps peut être fortement affecté par les choses qui s'y introduisent, uniquement par les pores (1).

Je ne puis, néanmoins, me dispenser de faire mention d'un passage très-singulier, que je rencontre dans un historien François, dont le caractère de véracité est on ne sauroit mieux établi, & dont le témoignage ne sauroit que justifier d'autant mieux tout ce qu'ici j'ai recueilli & présenté, comme aussi croyable que fondé en raison.

Il nous dit qu'en 1346, il s'échappa du sein de la terre, dans le *Cathay*,

______

(1) La façon dont se provoque à *Montpellier* la salivation, est encore une plus forte preuve de ce que l'Auteur met en fait.

qui fait partie de la grande *Tartarie*, confinant à la *Chine*, certaines vapeurs dont l'odeur étoit affez prodigieufement malfaifante pour détruire toute créature mortelle, & qui, telle qu'un feu fouterrain, parcourut en peu de tems plus de deux cens lieues de pays, dévora tous les fruits de la terre, jufqu'aux arbres même, & putréfia l'air de la façon la plus épouvantable. Que du *Cathay* elle traverfa l'*Afie* & la *Gréce*, de-là l'*Afrique*, & après l'avoir ravagée, entra en Europe en 1348, & fit un tel ravage en France, que non-feulement les villes, les villages, mais les fimples demeures des particuliers, ne purent lui échapper, & finit par fe répandre jufqu'aux extrémités du *Nord*. Son venin, ajoute l'Auteur, étoit contagieux, au point d'infecter même par la vue. On remarqua que cette contagion avoit duré exactement pendant fix mois ; que dans toutes les différentes contrées qu'elle avoit parcourues, dans les lieux les moins maltraités, elle laiſſa, tout au plus, le tiers des ha-bitans, dans d'autres un quinzième, & dans quelques-unes, au plus, un ving-tième.

Laiſſons maintenant à concevoir qu'une exhalaiſon de cette eſpèce eût parcouru preſque tout le globe, & croire en même tems, que celles dont nous ſommes con-tinuellement environnés, puiſſent être ſans effet ſur nous; que ſi de pareilles exhalaiſons peuvent être ſi nuiſibles, & que dans celles qui leur ſont abſolument contraires, il ne ſoit rien, ni de ſalu-taire, ni de reſtaurant (1).

Il eſt indubitable, ainſi que le ſavant *Bacon* l'a établi, qu'il eſt une ſympa-thie de ſanté, ainſi qu'une infe𝑐tion mor-tifère (2) & que ſi même en dépit de toutes les précautions que nous puiſſions

______

(1) Abrégé chronologique de l'hiſtoire de France, par *Mézerai*, tome 3, page 32.

(2) Voyez page 64, la note ſur *Bacon*.
Si cet argument n'eſt pas admis, il ſera bien difficile d'affigner aucune cauſe raiſonnable pourquoi un lieu quel-

prendre nous trouvions très - difficile de nous garantir de la dernière; de même, par parité de raifon, il devroit du moins paroître vraifemblable, que de toutes les méthodes faites pour contribuer à la fanté, fur-tout dans les vieillards, il ne devroit pas fembler étrange que celle qu'indique l'infcription d'*Hermippus*, puiffe être adoptée & tentée.

Par la raifon, jointe à l'expérience, nous fommes convaincus que le corps humain eft une machine *puenmatico-hydraulique*, compofée de fluides & de folides, & qu'une bonne & faine conftitution, en partant des mouvemens difpos des uns, & de la libre circulation des autres, il n'eft pas moins certain que cette libre difpofition des mouvemens, ainfi que celle de la circulation, dépendent réciproquement l'une de l'autre. Car, de même que la circulation

conque doit être plus favorable à la fanté qu'un autre; mais pour bien entendre & comprendre cette doctrine, le Lecteur peut confulter le traité de *M. Boyle*, *fur la falubrité & l'infalubrité de l'air.*

fe trouve obftruée, affoiblie, & jufqu'à certain point arrêtée par le défaut de la motion convenable des folides, occafionnée par la perte du vrai ton, ou texture qu'ils avoient coutume d'avoir; de même cette perte, de l'autre côté, provient de ne pas recevoir, à point nommé, ce fupplément de nutrition de la circulation néceffaire des fens naturels (1). De-là cette féchereffe, cette rigidité, cette roideur des fibres, d'où naît cette maladie, que nous appellons vieil âge, pour prévenir laquelle d'une façon auffi naturelle que raifonnable & phyfique, la feule vraie méthode eft de fe pourvoir d'un conftant, égal & effectif fupplément de ces deux balfamiques & vivifiantes particules émanées de la circulation des fluides. Si ceci pouvoit être une fois fait, il eft, je crois, très-apparent que le vieil âge n'attaqueroit pas plus le corps humain, que toute

______

(1) *Boerhave*, juft. Medic. §. 1053, 1054.

autre infirmité, contre laquelle les précautions convenables peuvent être prises. Mais comme on ne doit pas s'attendre que la fageffe humaine foit capable de perfectionner une pareille méthode, tout ce que nous pouvons raifonnablement efpérer, eft d'en retirer quelque bénéfice; de façon que fans être capables de prévenir la vieilleffe, il foit du moins en notre pouvoir de la retarder. Il eft en quelque façon incroyable qu'un homme, à force d'art, pût fe trouver capable d'atteindre jufqu'à deux ou trois fiécles; mais qu'il pût vivre & jouir de la vie, jufqu'au-de-là de cent années, c'eft autre chofe.

Les plus fages d'entre les Anciens ont penfé, & les méthodes qu'ils ont prefcrites & pratiquées pour y réuffir, font toutes fondées fur mes principes, à partir de leur fréquent ufage des bains, des frictions, & onguents balfamiques, qui feroient trouvés très-infuffifans pour leur objet, s'ils n'euffent pas conçu la poffibilité

fibilité de charger par leur moyen les fluides, avec des particules propres à réparer les pertes des folides (1).

Les plus fages des hommes & les plus grands philofophes de tous les âges, n'ont pas perdu de vue ce très-utile point, & fe font efforcés de l'atteindre ; ils ont rencontré deux obftacles ou plutôt trois, que je regarde comme les vraies caufes de ce qu'ils n'y font point parvenus : le premier, eft qu'ils aient tenu fecrettes les notices qu'ils en avoient conçues : c'eft-à-dire, que trop confians dans leurs propres forces, ils fe font crus feuls capables de découvrir cet art vraîment admirable, & de l'avoir imaginé non - feulement utile au but particulier de préferver leur propre vie, mais peut - être plus encore à celui d'élever & d'exalter leur renommée. En fecond lieu, qu'en

______

(1) Au lieu de citer des Phyficiens, je me contenterai d'indiquer au Lecteur, le favant traité *fur la fanté & longue vie*, par *Plutarque*, où il trouvera le fentiment des meilleurs Auteurs de toute l'antiquité fur ce fujet.

Tome I. K

négligeant nombre de circonstances particulières, ils ont cru que telle ou telle drogue, pouvoit suffire à la restauration de la Nature, ou que tel régime particulier pourroit les garantir des infirmités attachées au vieil âge. Quant au premier obstacle, on peut tout au moins, présumer qu'il n'est peut-être pas de toute *la matière médicale*, un seul article qui soit encore parfaitement entendu, & d'où procède la vraie raison de la grande incertitude de la physique ; à l'égard du régime, il peut sans doute en naître de grands & bons effets en faveur de la santé ; mais ainsi que l'observe judicieusement le savant *Bacon*, la conservation de la santé & la prolongation de la vie, sont deux choses très-différentes.

En dernier lieu, que ces différens & savans personnages se sont uniquement fondés sur la théorie, & qu'ils se sont trouvés surpris par la mort, lorsqu'ils se livroient à la ferme persuasion d'être garantis de ses attaques ; tandis qu'un art tel que celui - ci , & comme j'efpère bientôt le démontrer, ne doit avoir pour bâfe, que la plus complette expérience.

Je vais rapporter en attendant, à propos de ce que je viens d'avancer, un exemple affez remarquable, & qui, fi je ne me trompe, pourra fervir également & à l'inftruction & à l'amufement de mes Lecteurs. (1)

L'ingénieux & favant M. *Desmaifeaux*, nous dit dans la vie de *M. de Saint-Evremond*, que ce dernier ayant appris de *Sir Kenelem Digby*, qu'ayant lu les écrits du fameux philofophe *Descartes*, il avoit ré-

______

(1) *Sir Kenelem Digby* , dont on va parler, étoit auffi favant que grand homme. Il avoit en effet, des opinions philofophiques très-particulières & ne s'exprimoit pas toujours auffi clairement qu'il eût pû faire, & qui, dès-là, fe trouvant mal interprétées, les ont fait envifager comme ridicules. Il n'étoit pourtant pas moins auffi judicieux qu'éclairé, comme on va s'en convaincre par l'expofé de fon fentiment fur l'électricité, que nous mettons ici fous les yeux du Lecteur. Conformément à fon hypotèfe, l'ambre ou autre matière électrique, étant frottée ou échauffée, jette au-dehors certains rayons, ou fils des vapeurs onctueufes , qui , lorfqu'elles viennent à fe refroidir un peu

folu de paſſer en Hollande, dans l'intention de le voir & de converſer avec lui.
Ce qu'il ne tarda pas à exécuter, & le trouva
dans ſa retraite à *Egmont* ; où après avoir
long-tems converſé, ſans que *Sir Digby*
ſe fût nommé, ſur différentes & très-ſa-
vantes matières : Monſieur, (s'écria tout-
à-coup *Descartes*, qui avoit lu pluſieurs
ouvrages du Voyageur Anglois) je n'en ſau-
rois douter plus long-tems ; j'ai l'honneur
de voir en vous, le fameux *Sir Kenelem
Digdy* ! — Et ſi vous-même, Monſieur,
n'étiez pas (répliqua celui-ci) l'illuſtre
M. Descartes, je ne ſerois pas venu d'Angleterre ici pour vous voir. Alors *Digby*

---

par l'air extérieur, étant condenſées pour avoir perdu de
leur première activité, rétrogradent vers le corps d'où
elles ſont ſorties, entraînent avec elles ces légers corpuſ-
cules ; que les extrémités les plus éloignées ſe trouvant
par hazard, adhérentes au tems de leur première raréfac-
tion, comme lorſqu'une goutte d'huile ou de ſirop eſt pen-
dante au bout d'un petit bâton, ſi elle eſt légèrement,
& avec précaution ébranlée, la ſubſtance viſqueuſe par cette
impulſion ſe trouvant plus tendue & ſe retirant d'autant,
entraînera avec elle & la pouſſière, ou tous autres corps
légers, qui ſe ſont attachés à ſes parties les plus éloignées.

dit au philofophe *François* : » qu’il étoit
» depuis long-tems d’avis, que nos décou-
» vertes fpéculatives étoient fans doute
» auffi amufantes qu’agréables ; mais
» qu’après tout elles fe trouvoient trop
» incertaines & fi peu utiles pour occuper
» abfolument l’attention de l’homme ; que
» la vie étoit malheureufement trop courte,
» pour qu’on pût fe flatter d’acquérir la con-
» noiffance des chofes néceffaires ; & qu’il
» feroit beaucoup plus digne de lui, qui
» connoiffoit fi bien la ftructure du corps
» humain, de chercher les moyens de la
» prolonger, que de s’appliquer aux très-
» sèches fpéculations de la philofophie ».

Sur quoi Descartes l’affura qu’il avoit
déjà pris en confidération cette matière ;
& que pour rendre l’homme immortel, c’eft
ce qu’il n’ofoit hafarder de promettre ; mais
qu’il avoit la certitude de pouvoir prolonger
fa vie jufqu’au période auquel avoient atteint les patriarches.

Lorfque *M. de Saint-Evremond* fit part
à M. *Desmaifeaux* de ces particularités, il

ajouta qu'on n'ignoroit pas alors en Hollande que *Descartes* se flattoit d'avoir fait cette
découverte, & qu'il le tenoit de différentes
personnes, qui avoient connu & fréquenté
ce philosophe. Que les amis de *Descartes*,
même en France, s'en étoient également
informés; & que l'abbé *Picot*, son dis-
ciple favori, & depuis son martyr, persuadé que son ami avoit trouvé ce précieux
secret, ne vouloit point croire un bruit
qui le disoit mort; & que lorsqu'il commença à rougir d'en avoir douté si long-
tems, il s'écria : *Tout est donc dit! Le monde
finira bientôt.*

Il est certain, ainsi que l'observe M. Des-
maiseaux, que *Descartes* crut en effet avoir
trouvé un moyen sûr de prolonger la vie
de l'homme (1) » Je ne me suis jamais tant
occupé (dit un jour ce philosophe à M. *de*
» *Quylichem*) du soin de conserver ma
» vie que je le fais maintenant; & quoique
» ci-devant je crusse que la mort pût me

____

(1) Lettres de *Descartes*, tome 2, page. 74.

» l'abréger de trente ou quarante années,
» elle ne peut maintenant me surprendre,
» sans me priver tout-à-coup de l'espé-
» rance de la pousser au-delà de cent ans.
» De-là il me paroît évident, que si nous
» nous tenons seulement en garde contre
» certaines erreurs que nous avions cou-
» tume de commettre, eu égard à nos cli-
» mats, nous pourrions, sans aucune autre
» attention, atteindre jusqu'à un âge beau-
» coup plus long & plus heureux que nous
» ne pouvons maintenant l'espérer. Mais
» attendu que j'ai besoin d'un tems con-
» sidérable pour l'expérience & le profond
» examen propre à ce sujet, je m'occupe
» maintenant d'*un petit système de méde-*
» *cine*, au moyen duquel je me flatte,
» tandis que j'y travaille, d'obtenir quel-
» que répit de la Nature; & dès-là, de
» me trouver plus capable de poursuivre,
» ci-après, la réussite de mon objet ».

M. *Baillet* nous apprend, *dans la vie
de Descartes*, que l'abbé *Picot* l'ayant ac-
compagné en 1647, dans son voyage en

Hollande, s'étoit assujetti à sa façon de vivre, pendant les trois mois qu'il passa à *Egmont* avec lui; & qu'il en étoit si satisfait, qu'à son retour en France, il avoit sérieusement renoncé tant à la bonne chère, qu'au vin même, dont ci-devant il faisoit cas, conformément au régime que s'étoit prescrit *Descartes*, comme très-convaincu que c'étoit le seul moyen d'accélérer le succès du secret qu'il croyoit déjà trouvé par ce philosophe. Le même Auteur ajoute dans un autre passage : » que ce » même abbé s'étoit si fort persuadé, qu'il » n'étoit pas possible que *Descartes* eût pû » se tromper à cet égard, qu'il lui eût été » impossible de mourir, ainsi qu'il avoit » fait à l'âge de cinquante-quatre ans, » sans une cause aussi inexplicable que vio- » lente, & sans laquelle il eût incontes- » tablement pu vivre jusqu'à cinq cents » ans ».

La méprise de M. *Descartes*, est sans doute un grand argument contre sa méthode; mais il ne sauroit préjudicier à l'opi-

nion dans laquelle il étoit que la vie pût
s'etendre, & que le vieil âge pût être re-
tardé. Nombre de ſes principes en philoſophie, ſont très-bons, & pluſieurs de ſes
argumens très-juſtes. Mais dans la dernière
partie de ſa vie, il devint, pour-ainſi dire,
dire, amoureux de ſes propres opinions,
ſe prit d'un goût prodigieux pour les hy-
pothèſes ; & de-là, ſe regardant comme
au-deſſus des autres hommes, il devint
bien moins grand homme qu'il n'étoit auparavant : infortune arrivée à d'autres ainſi
qu'à lui, & qui arrive à tout homme qui
pouſſe l'extravagance, juſqu'à imaginer
voir infiniment plus loin que tout autre,
& pénétrer plus profondément dans le ſecret de la providence. L'humilité n'eſt pas
ſeulement une vertu chrétienne, mais
même une vertu philoſophique : là, le plus
ſage des hommes, eſt celui qui préſume le
moins de ſon ſavoir (1).

____

(1) Ce que rapporte notre Auteur concernant *Deſcartes*,
eſt très-exact ; mais en même tems un peu obſcur. Il
paroît avoir une grande défiance de ſon propre jugement,

Mais, ainſi que je l'ai déjà dit, l'expérience eſt la véritable preuve de toutes les branches de la philoſophie pratique.

Nous voyons & connoiſſons les infirmités du vieil âge, ainſi que le tems où nous ſommes ſûrs qu'elles commencent à ſe faire ſentir, & dès-là, combien nous

---

& dès-là ſe montre très-modeſte dans ſes cenſures. Mais ſi, dans un ſens, c'eſt ſouvent un mérite, il peut d'un autre côté paroître dans le cas de quelque reproche. Il nous dit, par exemple, que *Deſcartes* trouva que tel ſecret pouvoit être praticable pour étendre la vie de l'homme au-delà de ſa date ordinaire, & ajoute enſuite : » que ſa vanité lui fit enviſager cela comme le ſecret » même. » Cela eſt en effet très-vrai, mais n'eſt pourtant pas bien clair. C'eſt bien le vrai caractère de ce Philoſophe, mais en même tems il n'en eſt pas moins obſcur. Bref, tel étoit le cas : *Deſcartes* avoit la pénétration la plus ſubtile, qui le mit à portée de voir toutes les erreurs d'*Ariſtote* & de ſes diſciples ; & de même qu'un homme qui voit toujours clairement, s'exprime toujours clairement, de même n'eut-il pas de peine à détruire leur réputation, & en même tems tout le crédit qu'avoit acquis leur philoſophie. Mais lorſqu'il fut ainſi parvenu à rectifier (ſi cette expreſſion m'eſt permiſe) la philoſophie, ſa vanité partant de ſon ſuccès, lui inſpira l'idée d'être capable de rendre raiſon de toutes choſes par la pure force de ſon génie, juſqu'au point d'en établir une nouvelle faite pour régner univerſellement comme avoit fait l'ancienne ; mais

fommes intéreffés à chercher la vraie méthode propre à les prévenir. Celui qui fait
comme il doit ménager fon propre corps
pour remplir les intentions de la médecine,
fans pourtant en faire ufage ; quipeut fe
préferver de l'affoibliffement des yeux, de
la furdité, & de nombre d'autres infirmités
trop longues à détailler, peu avec raifon
fe flatter d'avoir fait quelques progrès dans
cette fcience, en agira, fans doute, fage-
ment, en ne s'écartant pas de fa méthode,
quelle qu'elle puiffe être. Mais il ne doit
pas moins férieufement s'occuper à dif-

---

n'en réfulta-t-il pas , qu'en fait de fcience du moins , il
ne fut qu'un faux patriote ; car , en ce cas, il ne ren-
verfa point l'empire tyranique d'*Ariftote* dans la vue feule
d'en affranchir le monde , mais dans celle d'élever la fienne,
& de régner à fon tour , en qualité de dictateur perpé-
tuel. Il fut pourtant affez heureux pour pouvoir , pendant quelque tems s'en flatter, & il jouiroit même encore
de fa gloire , fi le célèbre *Ifaac Newton* n'eût pas , en
le dépofant , à fon tour , affranchi le monde de ces
nouvelles chaînes, & rétabli la liberté philofophique de
penfer. Ceci me femble , je crois fuffifant, tant pour juftifier
la jufte cenfure de notre Auteur , que pour diffiper l'efpèce d'obfcurité dans laquelle fon trop de modeftie avoit
fans doute , cru devoir la renfermer.

tinguer les effets de cette même méthode, & ceux qui résultent de sa bonne constitution ; car nous nous trompons souvent en prenant les unes pour les autres ; & il est très-possible qu'un homme puisse se tromper, en attribuant à l'art, ce qui réellement n'est dû qu'à la Nature. Celui qui n'aura pas oublié ce que nous avons déjà dit sur ce sujet, de la vigueur très-peu commune d'un vieillard, qui se plaisoit à vivre dans la compagnie des jeunes gens, saisira fort aisément ce que j'entends par là ; & mon intention de m'expliquer, s'il se peut, plus intelligiblement sur un sujet qui jusqu'ici n'a jamais été traité que très-légèrement, est le plus grand mérite auquel j'ose avoir la prétention d'atteindre (1).

____

(1) Ce que l'Auteur nous dit ici, & ce qu'il a déja dit plus d'une fois précédemment, est aussi intéressant que curieux, & dès-là, mérite un petit commentaire.

Il nous donne a entendre que l'accident & l'art qui généralement parlant, sont regardés ou crus comme les deux choses les plus opposées, sont cependant souvent les mêmes. Tel est justement le cas de la chance, (ou du hasard) & de la Providence : car l'homme qui ne sait dis-

Nous devons en conséquence ne jamais
perdre de vue, que les principales & plus
fortes causes de cette amplification de symp-
tômes qui se présentent dans les infirmités
naturelles du vieil âge, ainsi que nous
l'avons établi, sont externes, & partant,
que c'est aux remèdes externes qu'il faut
avoir recours. La différence spécifique des
infirmités du vieil âge avec les autres, semble être, que les premières procèdent de

cerner les causes d'avec les accidens, les disent arrivés par
hazard ; mais lorsqu'ils apperçoivent, ou croyent apper-
cevoir leurs causes, ils les attribuent ou sont disposés à
les attribuer à la Providence. Un exemple rendra ceci encore plus clair. Il étoit, au commencement de ce siècle,
un marchand de soie, établi à *Lyon* en *France*, nommé
Octavio May, homme intelligent & attaché à son commerce ; mais par une succession d'événemens malheureux,
se trouva dans la situation la plus inquiétante., & d'autant
plus qu'il connoissoit en pareil cas, le danger de confier
à qui que ce soit sa peine. Un jour que seul dans sa bou-
tique, il s'occupoit tristement des suites qu'il avoit à craindre du discrédit dans lequel il alloit tomber, & que sans
y penser, il retournoit entre ses dents une petite touffe
de soie écrue, que le hazard lui avoit fait trouver sous
la main, & qu'enfin il avoit fini par cracher assez près de
lui, il ne put s'empêcher d'être surpris d'y remarquer une

ce qui entre dans le corps, & que les dernières, quelques précautions que nous puissions prendre ne nous attaqueront pas moins ; & que, bien que soit un point de très-grande importance, aux approches de la vieillesse, de nous tenir en garde contre les infirmités, par lesquelles le corps est bientôt affoibli ou détruit, ce n'est pas la seule chose que nous ayons à faire. Là, nous voyons, d'une part, que les personnes dont la santé nous

espèce de lustre extraordinaire, qui le frappa au point de le tirer de sa propre rêverie. Surquoi il la ramassa, l'examina, & se rappellant les circonstances qui avoient pu produire les progrès de cette étonnante opération, c'est-à-dire, de l'avoir macérée dans ses dents, à travers une liqueur visqueuse telle que la salive, & dans une place modérément chaude, telle que la bouche, il ne tarda pas à soupçonner d'où avoit pu naître ce changement inattendu. L'habile Négociant, saisissant à l'instant cette idée, se met à l'œuvre, & en partant de l'ouvrage de la Nature, produit bientôt ces brillans & lustrés taffetas qui depuis, ont rendu les manufactures de *Lyon* si fameuses, & au moyen desquelles il acquit, personnellement, une immense fortune. D'où, je crois, pouvoir induire qu'un homme moins sensible & moins intelligent, que le hazard eût servi de même, n'eût sans doute jamais connu la cause de cette espèce de phénomène.

semble la plus affermie, ne vivent pas toujours long-tems, & que de l'autre, ceux
dont la constitution nous semble la plus
foible, vivent souvent au-delà de l'âge
ordinaire des hommes (1). Nous devons
également observer, que des changemens
extraordinaires dans la façon de vivre, ont
souvent produit de très-grands effets : dans
le cas de *Cornaro*, par exemple, qui non-
seulement passa franchement sa jeunesse,
comme lui-même en convient, mais tomba
dans les plus grands excès, qui bientôt
accumulerent sur lui nombre de maladies,
dont sans l'art de la médecine, quelques
soins qu'on y apportât, ne le pût guérir, &

---

(1) Ce que l'Auteur dit ici est assez conforme à un avis
du grand *Bacon Lord Vérulam* : » Nous voudrions que
» les hommes observassent & distinguassent, que la même
» chose ne contribue pas toujours également & à la santé
» & à procurer une longue vie ; car il en est qui, en
» rendant à l'esprit sa gaieté, la force & la vigueur au
» corps, n'en abrégent que d'autant plus la durée de la
» vie ; & qu'il en est d'autres qui bien que faite pour con-
» courir à en rallonger le cours ordinaire, peuvent être
» suivies de conséquences assez dangereuses, si elles ne sont
» pas prévenues par des moyens convenables.

dont la tempérance feule sût enfin le dé-
livrer. On fait égalcment que le changement de climat produit auffi par fois de
grands effets.

Ceux qui du *Portugal* fe déterminent à
paffer au *Bréfil*, quoiqu'auffi vieux qu'in-
firmes , fe raniment infenfiblement, &
pouffent long-tems leur carrière dans l'ai-
fance & la fanté du corps. On a fait la même
remarque eu égard à d'autres pays , dont
les habitans ne font pas cités comme vivant plus qu'on ne fait ordinairement ailleurs; & nous pouvons, en réfléchiffant fur
ceci, ainfi que fur plufieurs faits de même
nature, en recueillir différentes règles propres à établir une vraie méthode; & peut-
être même, en nous en occupant encore plus
férieufement, parvenir à faifir les moyens
d'acquérir ces précieux bénéfices par un régime bien moins rigoureux que celuiauquel
Cornaro eut le courage de fe dévouez, fans
entreprendre le voyage ou du *Bréfil* ou des
Indes Septentrionales. Là , on ne peut fe
diffimuler les différens hafards & autres
inconvéniens

inconvéniens attachés à de si longs voyages,
ni même qu'à supposer que nous soyons
trompés dans notre attente, il y a peut-être
mille contre un à gager, qu'une telle méprise seroit décidément irréparable.

Notre *Hermippus* avoit sans doute fait
usage d'un remède à la fois plus raisonnable & bien plus efficace. Là, nous croyons
avoir prouvé, par toutes les méthodes que
la nature de nos argumens pouvoient admettre, que les particules respirées & pers-
pirées par les jeunes personnes en pleine
santé, sont les plus douces, les plus suaves
& les plus restaurantes qu'on puisse concevoir. D'un autre côté, que la méthode
de les employer, non-seulement en les re-
cevant conjointement avec l'air, mais de
les attirer en lui-même par tous les pôres
de son corps, & d'accroître d'autant plus
leurs effets, on ne peut s'empêcher de voir
en *Hermippus* une personne, qui sans un
bain constamment chaud, des plus spiri-
tueux, & balsamiques humeurs, qui continuellement environnent les évaporations

Tome I.   L

produites par l haleine de ces jeunes perfonnes, refpirer pour-ainfi-dire, moins
d'air en effet que de vie (1).

Mais fi nous voulons ajouter une cir-
conftance de plus, & qui n'eft pas plus
forcée qu'improbable, c'eft que s'il attiroit
dans fon lit, quelqu'une de ces jeunes perfonnes, ainfi que *David* en agit avec *Abifag*, nous allons porter notre remède jufqu'au plus haut point d'efficacité, en con-
cevant combien ce plus grand & plus im-
médiat fupplément d'efprits nutritifs peut
raffraîchir, rajeunir fon fang, reftaurer &
réparer en grande partie, le dépériffement
qu'il éprouva en rempliffant les fonctions
ordinaires de la vie. Il en eft pourtant ainfi ;
& je vais aventurer à ce fujet un exemple
très-remarquable, tiré des écrits d'un Au-

---

(1) On pourroit citer à l'appui de cette doctrine, les
autorités d'un grand nombre de favans Phyficiens. Mais
pour moins rifquer d'ennuyer nos Lecteurs, même les plus
exigeans, nous les renvoyons à ce très-petit nombre :
Chriftian. forman. de fafcinat. magic. pag. 1014, *Bo-
rellus.* Cent. III. Obfervat. 28, *Ian.* de Motu tranfpirat.
lib. 2, chap. 2, prop. 4, pag. 56.

teur qui en fut témoin , & dont la véracité eſt auſſi généralement connue que ſa réputation littéraire, & ſur-tout en fait de phyſique.

Nous ajouterons le dernier degré de force à cette manière de raiſonner, ſi l’on nous permet d’argumenter en partant des contraires.

Rien eſt-il plus commun que de voir une femme ſur l’âge , redevenir non-ſeulement plus leſte & plus vivace , mais plus forte & mieux portante, après avoir épouſé un jeune homme ? Elle boit, pour-ainſi-dire , ſa reſpiration, attire à elle ſes eſprits, ſon humide radical, & s’en reſtaure elle-même, tandis que le pauvre & jeune époux, ſouffrant de la contagion de ſon haleine & de ſes autres émanations, & victime d’une union ſi mal aſſortie , tombe bientôt dans la plus viſible foibleſſe, & enfin dans ce que le peuple appelle une *galoppante* conſomption.

Choſe étrange, en effet , que la mort d’un jeune homme doive réſulter de ſon ma-

riage avec une vieille femme, & qu'en prenant une jeune épouse, un vieillard se ré-
génère & prolonge sa vie ! (1)

Celui dont j'entends parler, est *Peter
Lotichius*, & voici l'exemple qu'il rapporte.
Un homme de quatre-vingts ans, après
avoir perdu sa première femme, en épousa
une seconde, qui n'en avoit que vingt-
cinq. Après la première année de ce nouveau mariage, il tomba dans une si grande
maladie, que l'excès de son épuisement
fit absolument désespérer qu'il pût n'y pas
succomber. Cependant il vint insensiblement dans un meilleur état, & les progrès
de cette convalescence furent si rapides,
que ses cheveux & sa barbe, étant successivement tombés, & que sa peau même
s'étant desséchée & pelée, on vit bientôt
après, avec la plus grande surprise, une

___

(1) Notre Auteur a judicieusement évité de citer des
exemples de cette vérité, problablement pour deux raisons :
l'une, qu'il n'est personne dont la mémoire ne puisse lui
en rappeller plus d'un ; l'autre, d'en trop dire sur un sujet
qui n'est pas fait pour plaire au beau sexe.

blonde, belle & forte chevelure croître, pour-ainsi-dire, à vue d'œil, tomber sur ses épaules en boucles naturelles, sa barbe reparoître de même, son visage redevenir frais & rajeuni ; on vit, en un mot, re-naître en lui non - seulement les grâces, mais au dire de sa femme, toute la vigueur d'un homme de trente ans, ce dont la suite prouva la vérité par la naissance de plu-sieurs enfans qu'il eut d'elle (1). Un fait de cette espèce & si bien attesté, n'est sans doute pas étrange à mon objet, puisqu'il prouve la prodigieuse efficacité de la res-piration humaine, ainsi que de la matière perspirée par un corps aussi sain que jeune. J'observerai pourtant, ainsi qu'il est de mon devoir, qu'il étoit très-possible qu'un effort de la Nature, tel que celui de la jouissan-ce très - modérée de cette jeune femme, auroit pû, pendant nombre d'années, con-server en bon état sa santé, en l'entrete-nant dans l'agréable jouissance des plai-

____

(1) Observ. Medic., lib. 4, observ. 3.

L 3

firs de l'imagination, tandis que de l'autre
côté, l'abus qu'il en auroit pû faire, auroit
pû lui devenir plus que vraisemblablement
fatal.

On peut trouver quelque chose d'aussi
remarquable dans l'histoire, très-connue,
de notre fameux vieillard Anglois, *Thomas
Parre*, & ces particularités sont très-cu-
rieusement distinguées par le grand Anatomiste *Bartholin*, qui les écrivit, non
comme des singularités faites pour amuser
des enfans, mais comme des faits mémo-
rables, dignes de l'attention & de la con-
sidération des hommes.

Parre, né à *Winnington*, dans le comté
de *Salop*, en 1483, y passa sa jeunesse,
dans les travaux les plus laborieux, & (ce
qui doit être noté) dans la tempérance &
la chasteté la plus rare. A quarante ans,
il épousa sa première femme, connue sous
le nom de *Jeanne*, dont il eut deux enfans,
desquels le premier ne vécut qu'un mois,
& l'autre peu d'années. A cent deux ans,
étant devenu fort amoureux de *Catherine*

Milton, qu'il parvint à séduire, il se soumit à la pénitence publique dans l'églife de la paroiffe. Quelques mois avant fa mort, le Comte d'*Arondel* l'emmena à Londres, & le préfenta au Roi *Charles I.* Mais foit par le changement d'air, ou de fon régime ordinaire, il mourut bientôt après (1).

On a vu, dans le même pays, que la fameufe comteffe de *Desmond*, ignoroit précifément fon âge, mais qu'il étoit fuffifamment conftaté par un grand nombre de témoignages non fufpects, tels que des actes & contrats de toute efpèce, par lefquels il étoit prouvé que fon âge devoit furpaffer cent quarante ans. Le grand *Bacon*, qui lui-même l'avoit fupputé, après l'avoir perfonnellement connue, nous annonce même, comme une particularité bien fingulière, qu'elle changea trois

---

(1) *Barth.* Hif. Anatom., c. V. Hif. 28, pag. 47 & 48.

Bien des perfonnes ont prétendu que *Parre* vécut beaucoup plus long-tems qu'on ne l'avoit cru. J'ai confulté fon monument à *Weftminfter*, où j'ai trouvé qu'il étoit mort le 15 Novembre 1635, âgé de plus de 152 ans.

fois de dents (1). Si nous en croyons *Alexander Beneaictus*, une femme de sa connoiſſance, à l'âge de cent quarante ans, vit renouveller toute sa denture ; & que dans la même année, sa chevelure étant absolument tombée, il lui en repouſſa une autre de même force & de même couleur (2). *Bartholin*, que nous venons de citer, nous fournit non-seulement un autre exemple, qu'il nous apprend n'avoir été dû qu'à l'art ; mais nous en donne en même-tems la recette, au moyen de laquelle ce prétendu prodige s'opère, & qu'il nous aſſure n'avoir été qu'un extrait d'ellébore noir, diſſout dans une infuſion de vin & de rôſes (3). L'illuſtre *Boyle*, ſi je ne me trompe, nous dit auſſi quelque choſe ſur ce ſujet, à propos de la quinteſcence du baume (4).

---

(1) *Verulam.* Hiſt. *vitæ & mortis. Sir Walter Raleigh.* Hiſt. of the World. liv. 1 , chap. 5 , § 5.

(2) *Donat.* Hiſt. Med. , mirab. , liv. 6 , chap. 11 , pag. 200.

(3) Hiſt. Anat. , cen. 5. Hiſt. 28 , pag. 51.

(4) *Tract.* of Remed.

Nous ne déplairons peut - être pas au lecteur, si, en faveur de quelques nouvelles observations, nous rapportons encore, relativement aux deux sexes quelques exemples de l'espèce de ceux que nous avons déjà ramassés ; parce qu'ils achèveront de démontrer que les faits de cette nature , quoiqu'à la fois aussi rares qu'extraordinaires , ne doivent pourtant pas être mis au nombre des prodiges. On nous assure qu'en l'an 1531 , il étoit à *Tarente ,* dans le royaume de *Naples* , un vieillard très-pauvre , & dans la décrépitude, qui tout-à-coup, ainsi que le serpent , changea de peau ; qui, tant en apparence qu'en effet, parut être redevenu à l'âge d'environ trente ans , & même au point d'être devenu méconnoissable aux yeux de ses voisins. Cette heureuse métamorphose n'opéra pourtant rien sur sa fortune ; il ne se vit pas moins dans la nécessité de travailler , & même d'autant plus, pour soutenir sa vie actuelle, qui, attendu la nouvelle vigueur qu'elle avoit acquise , exigeoit davantage. Le même historien ajoute, qu'après cinquante autres années sa décrépitude redevint plus extrême encore que ci - devant , & que sa peau redevint si épaisse, quoiqu'aussi ridée que décolorée, qu'on l'eût plutôt prise pour l'écorce d'un vieil arbre que pour la peau d'un homme. Mais combien il vécut dans cet état , & à quel âge il mourut, c'est ce qu'il ne nous a point appris (1).

Nous rapporterons encore, sur la foi d'un Auteur accrédité, qui dit lui-même avoir été témoin du fait qu'il raconte, (2) que l'abbesse du monastère de *Mouviedro*, au moment qu'elle touchoit à sa centième année, après une grande & longue maladie, qu'on jugeoit devoir être sa dernière, revenue en convalescence, s'apperçut avec

____

(1) Histoire admir. & mémor. , *Douay* , 1604 , *in-8°.* pag. 697.

(2) Cette relation est du savant *Velasquez de Tarente*; elle est très au long détaillée , & l'Auteur observe, qu'elle fut l'origine d'un proverbe dans le pays , où l'on a dit depuis : » Lorsqu'une vieille femme se donne de jeunes & » ridicules airs , croit-elle être aussi heureusement née que » l'Abbesse de *Mouviedro* ? »

la plus grande furprife , tant pour elle-
même que pour les témoins , du retour
de certaine incommodité périodique, que
depuis plus de quarante ans elle avoit ceffé
de connoître ; que bientôt après, fa bouche
fe trouva meublée d'un nouveau ratelier
de dents ; que fes cheveux, devenus auffi
blancs que rares, furent tous remplacés
par une belle, longue & abondante chevelure, & du plus beau noir du monde ;
qu'à toutes fes rides, fuccéda la plus belle
peau ; à fon extrême maigreur, l'embon-
point le plus frais & le plus agréable, en
un mot, une jeune perfonne de vingt-cinq
ans au plus. De quoi la bonne abbeffe ,
auffi honteufe qu'intérieurement ravie , à
l'afpeʒt du concours de curieux qu'attiroit
de toute part un évènement qui fembloit
incroyable , prit enfin le parti de fermer
fon appartement, & de ne fe plus montrer
qu'à fes amies les plus intimes , ainfi qu'à
fes plus proches parens (1).

____

(1) Il femble abfolument probable qu'aucune de ces
métamorphofes puiffent être attribuées aux effets ou de

Pour peu que nous réfléchiſſions ſur ces faits extraordinaires, & ſur le poids de l'évidence qui réſulte ſpécialement, concernant *Thomas Parre* & la comteſſe de *Desmond*, nous conviendrons que le corps humain eſt en effet ſusceptible de changemens bien ſinguliers! Car ſi nous ſommes conduits juſqu'au point de croire qu'une femme ait changé juſqu'à trois fois de dents, c'eſt une preuve auſſi claire de la poſſibilité du fait, que ſi nous en avions vingt

---

la Nature ou du hazard, mais bien plutôt à quelque accident, dont ceux qui les ont éprouvés ou ne s'en ſont point apperçus eux-mêmes, ou n'en ont fait part à perſonne qui ait pû les tranſmettre à la mémoire. Je dis abſolument probable, parce que ſi la Nature, ſans le ſecours de l'art, en produiſoit de telles, elles ſe manifeſteroient beaucoup plus fréquemment ; & que ſi c'eſt l'art qui peut les produire : on pourroit l'augurer de ce que dit le Moine *Bacon*, en recommandant au Pape *Nicolas IV*, un remède dont la baſe étoit *la poudre d'or*. Il en expoſe amplement les vertus, & enſeigne, en particulier, combien elle eſt ſouveraine pour la guériſon des maux de tête, des paralyſes & autres infirmités qui dérivent du cerveau. *Ariſtote*, dit-il, a penſé que l'or ne devoit pas être employé comme remède, attendu que l'or lui-même eſt périſſable. Mais *Bacon* prie le Pape de n'en rien croire, & prétend que cette médecine produit d'admirables effets

autres exemples. Donc, s'il est dans l'ordre des possibilités que la nature puisse éprouver une telle renovation, pourquoi dédaignerions-nous les études & applications nécessaires pour tâcher de parvenir jusqu'à ce. objet si précieux pour l'homme? Et sur

---

quand elle est bien préparée, c'est-à-dire, réduite en *teinture d'or*, secret que le hazard avoit fait trouver dans le royaume de *Sicile*, à un vieux laboureur, dans un vâse rempli d'or. Ce homme, à ce qu'on prétend, se trouvant échauffé & affoibli par le travail, & prenant la liqueur jeaunâtre que contenoit le vâse pour une espéce de rosée, la but avec avidité; ce qui ne tarda pas à opérer en lui une si surprenante révolution, que d'un homme de soixante ans passé, il en offroit à peine aux yeux un de trente; de sorte que d'un pauvre laboureur il devint insensiblement l'un des valets de *Guillaume*, Roi de *Sicile*, au service duquel, ainsi que de ses successeurs, il vécut encore quatre-vingts ans.

Ce fait, quelque singulier qu'il soit, paroît avoir été si bien donné, connu & avéré par *Bacon*, qu'il en a fait mention jusqu'à trois fois: la première dans son traité *des secrets de l'Art & de la Nature*; de-là dans son *Opus Majus*; & enfin dans son ouvrage *sur la guérison du vieil âge*; & c'est de ces trois relations qu'après avoir rassemblé leurs différentes circonstances, j'ai composé le récit qu'on vient de lire. Ajoutons que ceci paroît s'accorder avec ce que nous apprenons par le célèbre **M.** *Boyle*, qu'il tient d'un des plus grands scrutateurs des secrets de la Nature: » Qu'apres avoir préparé pour une vieille femme malade,

quoi feroient fondés les farcafmes de ceux qui regardent cette même étude comme auffi ridicule que chimérique? Si l'office du médecin eft honorable; s'il eft quelque chofe qui foit regardé comme auffi noble que bonne, c'eft-à-dire, le talent de guérir

---

certaine médécine, indiquée par *Paracelfe*, les mêmes accidens qui avoit précédés le rajeuniffement de la vieille Abbeffe de *Mouviedro*, n'avoit point tardés à paroître, mais que fa malade en fut fi effrayée, qu'elle refufa nettement de continuer le remède.

N. B. Le traducteur François du préfent ouvrage oferat-il ajouter encore à tout ceci, ce qui lui eft arrivé à luimême il y à environ 25 ans, dont la plupart des témoins font encore plein de vie, & qui n'eft rien moins qu'étrange à la matière dont il s'agit ici?

Dans un dîner où les convives étoient affez nombreux, après avoir écouté long-tems & avec intérêt les récits d'un vieux militaire qui revenoit des *Indes Orientales*, où il avoit fervi pendant plus de vingt ans, le traducteur ne put s'empêcher de lui demander fi d'après fes liaifons avec les *Brachmanes* & autres fameux fages de ce pays, il ne rapporroit pas en France plus d'un fecret utile à l'humanité? --- Ouïlà, Monfieur, lui répondit le voyageur, & de plus d'une efpéce; mais que pourtant je ne voudrois jamais rendre publics.

La converfation fur ce fujet en étant refte là, ce ne fut qu'après être forti de table, que le vieux voyageur l'ayant tiré à part: --- » A quel propos, Monfieur, lui dit-il » (avec un air un peu inquiet) m'avez-vous fait publi-

nos maladies, d'arrêter les progrès de nos
peines & de nos misères, & de nous garantir pendant quelques années de plus des flè-
ches de la mort, il eſt certainement quelque
choſe de plus excellent & de plus louable
encore, dans l'art de régénérer ou renou-

» quement cette queſtion , relativement à mes ſecrets ? Quel-
» qu'un vous en auroit-il déjà parlé ? --- Non , Monſieur,
» je vous jure ! mais il eſt donc vrai, maintenant , que
» vous en avez, en effet ? --- Oui , Monſieur , & même,
» ainſi que j'oſe le dire , j'en ai de plus d'un genre, mais
» que je ne vendrai jamais -- A la bonne heure , Monſieur !
» rien n'eſt en effet plus reſpectable qu'un ſi noble déſin-
» téreſſement ! ... Vous daignerez donc me pardonner
» d'oſer vous demander , ſi , par hazard , vous en auriez un
» contre une infirmité accidentelle qui afflige depuis plus
» de ſix mois, ſans qu'on ait pû l'en guérir, une jeune
» & très-aimable perſonne, à laquelle je m'intéreſſe, ainſi
» que tous ceux qui la connoiſſent & aiment les vrais
» talens ? ---- Quelle eſt cette infirmité , Monſieur ? ----
» une extinction de voix, arrivée preſque ſubitement , &
» qui prive le public du plaiſir d'applaudir encore aux ſons
» les plus agréables , les plus jeunes & les plus ſédui-
» ſans. ---- Conſolez-vous , Monſieur ; ſoyez ſûr que je
» la guérirai, & que c'eſt un vrai plaiſir que vous m'au-
» rez procuré. Je loge rue de Richelieu, (continua-t-il)
» à l'Hôtel de..... ſi vous voulez, dès demain , vers dix
» heures, me faire l'honneur de venir déjeûner avec moi,
» nous conviendrons de nos faits, & je ſerai à vos or-
» dres. »

veller le corps humain ; d'affurer la fanté & la vigueur d'un vieillard pendant un plus long cours d'années, en écartant de lui, tout à-la fois, & la décrépitude & les fuites qui lui font attachées ? Rappellons-nous, à cette occafion, ce que nous avons déjà cité du moine *Bacon* : ,, Quoi ! (dit-il)

On fent bien que le traducteur n'eut garde d'y manquer. Il avoit déjà fait part de cette bonne nouvelle à la cantatrice, qui craignoit trop de fe flatter vainement pour y croire. Le voyageur & lui arrivèrent pourtant chez elle, vers midi ; & après avoir été inftruit par elle des particularités dont il avoit befoin d'être informé, il l'affura, en la quittant, d'une guérifon radicale, & qui ne fe feroit pas long-tems attendre, pourvu qu'elle trouvât, & que je lui remiffe, le plutôt que faire fe pourroit, un ou deux vieux ducats d'or, des plus lians & plus flexibles fous les doigts : ce qui fut fait dès le lendemain. Deux jours après le bon homme lui porte le remède, qui ne fe trouva rien moins que difgracieux à prendre, non plus que le régime qu'il lui prefcrivit, puifqu'il ne la gênoit prefque en rien & quinze jours après, Mademoifelle *Coupée*, alors de l'Académie royale de Mufique, & vivante encore aujourd'hui à Paris, rue de *Clichy*, avoit recouvré la même voix qu'elle avoit ci-devant.

Après ceci, l'on croit à-peu-près inutile d'ajouter qu'il eft plus que probable que le remède dont il s'agit, étoit ou le même, ou à-peu-près le même que celui du favant *Bacon.*

» fi *Ariftote, Platon, Hypocrate & Galien*,
» ont ignoré ce fecret ; eft-ce une preuve
» affez péremptoire pour conclure que
» nous ne puiffions pas y atteindre ? N'ont-
» ils pas également ignoré un grand nom-
» bre d'autres fecrets, aujourd'hui géné-
» ralement connus ? Pourquoi imagine-
» rions-nous qu'il foit une barrière infur-
» montable qui ait été fixée jufques-là,
» plutôt que jufqu'ici ? Pourquoi ne trou-
» verions-nous pas les moyens de prolonger
» la vie, auffi-bien qu'une méthode pour
» rendre le cercle quarré ? La première eft-
» elle d'une moindre importance pour
» l'homme ? Or la feconde eft une bien
» plus utile preuve de la force de l'enten-
» dement humain » ?

Perfiftons donc ; allons toujours en avant ;
recherchons, raffemblons & comparons (la
nature de la chofe interdit d'autres expériences) tous les exemples utiles à notre
objet, qu'il nous foit poffible de rencontrer dans les hiftoires & les annales les
plus authentiques ; ne nous laffons pas,

Tome I. **M**

(ainfi qu'en des cas différens) de travailler à changer l'hiftoire en fcience, en obfervant foigneufement les particularités que renferment les différentes relations ; & tâchons, par ce moyen, de parvenir jufqu'à nous tracer une route qui nous conduife jufqu'au point de pouvoir pénétrer dans la façon de découvrir comment en fecret travaille la Nature. Car s'il eft poffible que ceci foit une fois fait, nous nous trouverons bientôt capables de bien connoître & de fuivre fa marche. Si la Nature a, dans tous les tems, gratifié les hommes de fes faveurs, il s'enfuit que leur corps ne font pas dans le cas de l'incapacité de les recevoir : c'eft-à-dire que, tout corps humain n'eût pas été conftitué de façon à pouvoir excéder de beaucoup les bornes ordinaires de la vie, il n'eût pû poffiblement arriver, que la vie du même homme n'ait jamais été portée jufqu'au-delà.

Le père *Maffée* ou *Maffaï*, Jéfuite, Auteur de la célèbre hiftoire des *Indes*, qui fut toujours, en fait de véracité, re-

gardée comme un modèle , ainsi que d'élégance, après nous avoir raconté les circonstances de la mort du Sultan de *Cam-
baya* , & de la conquête de son royaume
par les Portugais , nous rapporte le fait
suivant : » On présenta (dit-il) alors à
» leur Général, un homme né chez les
» anciens *Gangars*, maintenant appellés
» *Belagars*, âgé de trois cens trente-cinq
» ans, avec un grand nombre de circons-
» tances , lesquelles à cet égard ne pou-
» voient laisser aucun doute sur la réalité
» de ce phénomène. D'abord son âge étoit
» avéré & confirmé par une tradition
» universelle, tous les naturels du pays
» l'attestant unanimement ; attendu que
» tous les plus âgés d'entr'eux avoient re-
» gardé cet homme , dès leur enfance ,
» comme un objet d'admiration , & que
» ce vieillard respectable avoit même ac-
» tuellement chez lui un de ses fils , âgé
» de quatre-vingt-seize ans. En second
» lieu , que son ignorance étoit assez
» grande & assez connue pour écarter

» toute ombre de soupçon ; que d'ailleurs
» par sa prodigieuse mémoire , on pou-
» voit le regarder comme une vivante
» chronique , se trouvant toujours en état
» de raconter avec autant d'ordre que de
» précision , tous les évènemens arrivés
» durant le cours de sa vie , ainsi que de
» toutes les circonstances qui les avoient
» accompagnés. Il avoit souvent perdu &
» vu renouveller ses dents ; ses cheveux,
» ainsi que sa barbe, avoient plus d'une fois
» insensiblement blanchis , & insensible-
» ment étoient redevenus noirs. Le pre-
» mier âge de sa vie s'étoit passé dans l'ido-
» lâtrie,& les deux dernières centuries dans
» le mahométisme. Le Sultan lui avoit ac-
» cordé une pension pour aider à sa sub-
» sistance ; & il supplioit le Général Por-
» tugais de vouloir bien la lui continuer,
» attendu son très-grand âge ; à quoi le
» Général y ayant eu égard , fit droit à sa
» requête (1).

____

(1) *Maff.* Hist. , liv. 2 , chap. 4.

Mais comme on conçoit aifément qu'une hiftoire auffi étrange dût être l'objet de nombre d'informations, fans quoi, le plus profond oubli eût été dès long-tems fon partage, auffi ne fût-ce qu'après les différentes recherches qui en ont conftaté l'évidence, qu'elle a paffé jufqu'à nous. Je demande, en conféquence, qu'il me foit permis d'ajouter quelques circonftances très-remarquables relatives à l'hiftoire de ce *Patriarche moderne*, tirées du Portugais de *Ferdinand Lopel de Caftagnada*, hiftoriographe royal de ce pays. Il nous apprend, qu'en l'année 1536, un homme fut prefenté au Vice-Roi des *Indes, Numa de Cugna*, qui atteignoit à fa trois cents quarantième. Il fe fouvenoit d'avoir vû la ville, devenue depuis l'une des plus grandes & des plus peuplées de l'*Inde*, un endroit de la plus petite importance. Il avoit vu changer fes cheveux & renaître fes dents jufqu'à quatre fois, & lorfqu'il parut devant le Vice-Roi, fa chevelure & fa barbe étoient noires. Il atteftoit que dans le cours de fa vie, il avoit eu sept cents femmes, desquelles quelques-unes étoient mortes, & qu'il avoit renvoyé les autres. Le Roi de *Portugal* ordonna qu'il fût fait sur ce sujet intéressant l'enquête la plus exacte, & qu'on lui envoyât tous les ans, par le retour des flottes, des nouvelles de la situation & de la santé de cet homme. Il étoit né dans le royaume du *Bengale*, & mourut à trois cents soixante-dix ans (1).

Cette histoire, suivant les enquêtes faites, est très-curieuse, & a été recueillie par nombre de savans & bons juges des faits de cette espèce, auxquels elle n'a plus paru douteuse (2).

Sur quoi je prie le lecteur de vouloir bien juger si ce n'est pas matière digne de réflexion de dire : » Si lorsqu'il est en effet » dans le corps humain une certaine force, » qui, lorsqu'elle se trouve aidée par quel-

---

(1) Hist. Lusitan., liv. 8.

(2) *Barthel.*, Hist. Anatom. cent. 5. Hist. 28, pag. 46. *Camer.* Hor. Subsif., cent. 2, pag 278. *Hackwil?* Apol. 128.

» ques circonſtances heureuſes, ne la ren-
» dra point capable de ſe renouveller ſoi-
» même, au moins une fois, comme dans
» le cas cité par *Lotichius*, & quelque-
» fois plus d'une, comme dans celui de
» la Comteſſe de *Desmond*, qui vit re-
» naître juſqu'à trois fois ſa denture; ainſi
» que dans celui de l'habitant du *Bengale*,
» qui vit juſqu'à quatre fois renaître ſes
» cheveux & ſes dents? Il eſt même encore une autre obſervation à faire, concernant ce vrai doyen des vieillards, en
faveur de ma doctrine : c'eſt qu'ayant eu
ſept cents femmes, & très-jeunes encore,
ainſi qu'il ſe pratique en ce pays, s'il n'eſt
pas plus que probable que les émanations
ſalutaires de leurs corps, ont pû ne pas mé-
diocrement contribuer à lui faire pouſſer
loin ſa carrière? Tout ceci, dis-je, me ſembla
en effet on ne ſauroit plus digne d'être
mûrement réfléchi : car dès qu'il exiſte
dans le corps humain une telle puiſſance,
pourquoi devroit-on déſeſpérer de trouver
enfin quelques méthodes faites pour la for-

cer à fe manifefter plus fouvent ; ce qui
fans doute feroit un bien plus grand bénéfice pour l'humanité, que n'eft celui qu'elle
peut efpérer de l'unique étude des remèdes
vulgaires pour fes infirmités habituelles.
Ajoutons enfin, que fi cette méthode pouvoit être trouvée, elle pourroit également
nous préferver, en les prévenant, de prefque toutes nos maladies, en nous procu-
rant affez de vigueur pour leur interdire
toute efpèce d'accès jufqu'à nous.

Tout ce que j'ai dit jufqu'ici fur ce fujet,
peut être encore extrêmement fortifié, en
parlant d'une relation qui, depuis peu,
m'eft tombée fous la main, dans l'ouvrage
d'un Auteur très-connu pour fa véracité,
& que je préfère à toutes les autres, en raifon de la manière auffi naturelle qu'exacte
dont elle eft écrite.

Le Capitaine *Landonnière*, dit mon Auteur (1), partit en qualité de Commandant
d'une petite efcadre, confiftant en trois

____

(1) Hift. de la *Floride*, par *M. Bofonier*, pag. 95.

vaisseaux du second rang, mais très-bien équipés, en 1564, pour la côte de la *Floride*. Où étant arrivé, le sieur *d'Ortigny*, son Lieutenant, fut invité par un des chefs des *Indiens*, à venir dîner chez son père, qui étoit, à-la-fois, l'un des plus anciens & des plus puissans personnages du pays. Cette entrevue se passa avec beaucoup d'égards & de politesses réciproques ; & d'autant plus que ce n'étoit pas la première fois que le François avoit paru sur ces côtes, & que le vieux chef de la *Floride* avoit appris de lui la signification du mot *ami*, que ses hôtes lui répétèrent souvent pendant la fête, & qu'il en paroissoit extrêmement flatté.

En profitant de ce moment de bonne humeur, M. *d'Ortigny* lui ayant demandé quel pouvoit être à-peu près son âge ? Le bon homme répondit, qu'il étoit l'ancêtre de cinq générations ; de-là leur montra du doigt, assis vis-à-vis de lui, un convive qui paroissoit encore bien plus âgé que lui ; qui en effet l'étoit, car il étoit le père du vénérable chef de la *Floride.* Qu'on juge de la furprife des François, lorfqu'en portant fur lui des yeux plus attentifs, ils virent un fquelette vivant, parlant encore, & couvert d'une peau fi déliée, qu'elle laiffoit voir prefqu'à découvert fes nerfs, fes veines, fes artères, en un mot, tous les vaiffeaux de fon corps, d'une façon affez diftincte pour qu'ils puffent aifément être comptés! Ces prodigieux effets de l'âge leur parurent bien plus furprenans encore dans cette efpèce de phantôme, car il avoit dès long-temps perdu la vue, & prefque toutes fes facultés étoient tellement ruinées, qu'on avoit peine à croire qu'il confervât encore l'ufage d'aucun des fens. Il parloit cependant encore, ou du moins il articu-loit encore affez pour fe faire entendre de ceux qui s'approchoient très-près de lui, mais avec tant de peine, qu'il ne pouvoit s'y réfoudre qu'autant que les befoins les plus urgens venoient l'y forcer (1).

____

(1) Il n'eft peut-être pas hors de propos d'obferver qu'un *Saltzbourgeois*, rapporte que dans le même pays,

- Après avoir long-tems contemplé ce très-surprenant objet, M. *d'Ortigny*, en se retournant tout-à-coup du côté du jeune vieillard (ce font les propres termes de la relation) il le supplia, de la façon la plus polie, de vouloir bien, s'il étoit possible, l'obliger au point de lui répondre un peu plus distinctement, sur l'âge que lui-même pouvoit avoir? Sur quoi le chef des *Indiens* fit signe à quelques-uns de ses gens, qui se tenoient à certaine distance, de s'approcher. Lorsqu'ils furent à sa portée, il se frappa deux fois la cuisse de sa main, & de-là la porta sur les têtes des deux vieillards; ensuite il se frappa de nouveau la cuisse, porta la main sur deux autres, répéta cinq fois cette même action, & finit par faire placer vis-à-vis les François ses descendans, pour qu'ils pussent les contempler à loisir : ce qu'ils s'empressèrent

---

les Anglois avoient trouvé , il y a environ vingt ans, un vieux Prince *Indien*, qui se souvenoit encore d'avoir vû les Espagnols dans la *Floride*. Ce qui s'accorde on ne sauroit mieux avec notre histoire.

de faire. Et en observant attentivement la différence de leurs regards, la couleur de leurs cheveux & autres circonstances, ils conjecturèrent enfin que le moins âgé des vieillards pouvoit avoir plus de deux cents ans.

Cette histoire achève, je crois, de prouver jusqu'où la durée de la vie humaine peut être portée, même sans le secours de l'art, & sur-tout dans un pays aussi doux que tempéré. Mais cet avantage est-il en effet desirable, si les suites qu'entraîne après lui le vieil âge ne s'y trouvent pas moins attachées? Quel genre de mort pourroit imaginer le plus cruel & plus ingénieux tyran, contre toute personne raisonnable, que les longues & douloureuses tortures dont avoit depuis si long-tems à gémir le plus âgé de nos vieillards?

Mais ceci n'en est pas moins un invincible argument en faveur de notre principe fondamental : c'est-à-dire, » que le » corps humain est une machine, qui

» peut se soutenir en bon état bien plus
» long-tems que vulgairement on ne l'i-
» magine, soit par des moyens naturels,
» soit par ceux qui peuvent être em-
» ployés par l'art ». Quant à la première
de ces méthodes, nous l'avons trouvée
où il falloit la chercher, avec plus de
probabilité : c'est-à-dire, chez les *Sauva-*
ges, qui n'ayant uniquement en vue que
la vie animale & les plaisirs corporels,
dès-là, conformément à l'économie de la
Providence, menent la vie jusqu'à la dernière extension, dont, en partant de sa
structure naturelle, le corps humain,
comme machine, peut être capable, &
peut être uniquement capable en pareils
climats, en partant d'une telle façon de
vivre (1).

____

(1) Ces secours que doit le corps humain uniquement
à la Nature, sont très-bien établis par notre Auteur, &
c'est avec juste raison qu'il insiste sur ceux qui sont dûs
au climat.

En effet le Chancelier *Bacon* observe, que dans les
pays montagneux, les hommes, en général, vivent plus
long-tems qu'ailleurs. Et le fameux Docteur *Boerhaave*

Mais quoique généralement perfuadé que les machines méchaniques ne puiſſent durer au-delà des forces qu'elles tiennent de la matière dont elles ſont compoſées, & doivent par degrés s'uſer & décroître de ce qu'elles étoient d'abord par l'action & frottement de leurs différentes parties les unes ſur les autres ; cependant avec le ſecours de l'art, ces machines mêmes peuvent non-ſeulement durer plus long-tems, mais être miſes en état de remplir leur *office* avec plus de facilité & moins d'inconveniens que ſi elles étoient ménagées avec moins d'attention ou d'intelligence. Les montres de *Tompion*, de *Quarre*, & même celles de *Graham*, qui a porté ſon art plus loin qu'aucun de ſes prédéceſſeurs, ſeront plutôt dans le cas d'aller mal, & totalement

---

avoit coutume de rappeller ſouvent dans des leçons à ſes écoliers, que certain *Hollandois* qui, lui-même, s'étoit bâti une petite habitation ſur la cime d'une très-haute montagne, *au Cap de Bonne-Eſpérance*, y avoit joui de la ſanté la plus conſtante, juſqu'à un âge au-delà de la connoiſſance des plus anciens habitans de la colonie.

gâtées dans les mains des ignorans , tels que les enfans & bien des femmes, que dans celles des personnes instruites & soigneuses , qui en les ménageant comme elles doivent l'être, pourront peut - être les voir durer plus d'un siécle. De - là, par parité de raison, nous pouvons concevoir comment la machine du corps humain pourra se voir dans le cas d'être préservée plus long-tems que de coutume, si la méthode nécessaire pour parvenir jusqu'à ce point si desiré pouvoit être une fois trouvée & pratiquée avec toute l'attention requise. Ce n'est pourtant pas chez les peuples ou sauvages ou mal instruits, que cette méthode doit être cherchée, mais chez les nations les plus sages, les plus éclairées & les plus polies; &, qui plus est, parmi les personnes les plus renommées tant par leur prudence que par l'étendue de leurs connoissances (1).

____

(1) On peut observer à l'appui de ce qui est avancé, eu égard à ce dernier objet, dans le texte, qu'il n'est pas

deux nations dans le monde, qui foient plus inquiettes à propos de la confervation de la vie, que les *Italiens* & les *Chinois*, mais qu'il ne paroît pourtant pas qu'elles aient encore fait de grands progrès dans cette fcience. Que quoiqu'on trouve un grand nombre de chofes nationales dans le traité de *Cornaro*; & que bien qu'on puiffe recueillir beaucoup de bonnes régles à fuivre dans les aphorifmes des Phyficiens *Chinois*, on n'y trouve pourtant rien de plus que de bons confeils pour prévenir la caducité de la vie, tandis que le grand fecret à trouver, eft celui d'une méthode propre à la prolonger plus long-tems, en fanté. Une lampe garantie de trop d'air, ne brûlera pas fi vîte que celle qui s'y trouve trop expofée, & continuera de brûler bien plus long-tems, pourvu qu'elle ne manque jamais d'huile, quoique la matière dont toutes deux font faites, foit exactement la même.

Le Traducteur ofe ajouter que, n'en fût-il de cette recherche que comme de celle de la *pierre philofophale*, il eft du moins probable que, de même que de celle-ci, il pourroit en réfulter, pour peu qu'elle fût encouragée, plus d'une trouvaille ou nouvelle découverte d'une utilité vraîment précieufe.

Il imagine même, qu'il y auroit un traité très - interreffant à faire fur les découvertes dues aux travaux de ceux qui fe font foigneufement occupés de la recherche de ce qu'on appelle le *Grand - œuvre*; attendu que rien ne prouveroit plus évidemment, combien la Nature eft en effet inépuifable, fur-tout pour les yeux de ceux qui font dignes de pénétrer dans fes plus fecrets & plus profonds myftères.

Fin du Tome premier.

www.ingramcontent.com/pod-product-compliance
Lightning Source LLC
LaVergne TN
LVHW011957180726
843502LV00005B/1445